Chiari畸形
100问

带你一同应对小脑的"坠落危机"

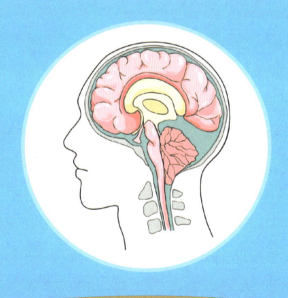

郑州大学出版社

图书在版编目(CIP)数据

Chiari 畸形 100 问 / 郭付有主编. -- 郑州：郑州大学出版社，2025. 6. -- ISBN 978-7-5773-1225-5

Ⅰ. R742.8-49

中国国家版本馆 CIP 数据核字第 202587AT12 号

Chiari **畸形 100 问**

Chiari JIXING 100 WEN

策划编辑	张馨文	封面设计	苏永生
责任编辑	吕笑娟　张馨文	版式设计	苏永生
责任校对	白晓晓	责任监制	朱亚君

出版发行	郑州大学出版社	地　址	河南省郑州市高新技术开发区
经　销	全国新华书店		长椿路 11 号(450001)
发行电话	0371-66966070	网　址	http://www.zzup.cn
印　刷	河南文华印务有限公司		
开　本	787 mm×1 092 mm　1 / 16		
印　张	11.5	字　数	215 千字
版　次	2025 年 6 月第 1 版	印　次	2025 年 6 月第 1 次印刷

书　号	ISBN 978-7-5773-1225-5	定　价	99.00 元

本书如有印装质量问题,请与本社联系调换。

主编简介

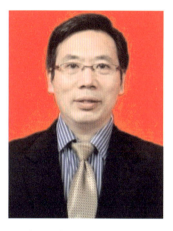

郭付有，国家级知名专家，教授，主任医师，2005 年博士毕业于四川大学，曾留学美国密歇根大学。郑州大学第一附属医院南院区神经外科主任，博士研究生导师。河南省神经系统畸形国际联合实验室主任，河南省卫生健康委员会科技创新领军人才。

学术任职：河南省预防医学会神经系统畸形防治委员会主任委员，中华预防医学会出生缺陷预防和控制专委会常务委员，中华医学会河南省神经外科分会副主任委员。

学术成就：擅长各类颅内肿瘤及神经系统畸形的手术治疗，每年独立手术治疗各种颅内肿瘤、脊髓肿瘤、神经系统畸形及功能神经外科疾病近 700 例。带领团队从事 Chiari 畸形合并脊髓空洞的手术治疗近 30 年，已积累 1000 余例 Chiari 畸形患者的手术经验。出版国内首部 Chiari 畸形专著，共出版相关方向著作3 部，发表论文 20 余篇，牵头制定 Chiari 畸形中国专家共识 2 部，是国内 Chiari 畸形手术数量最多的权威专家之一。

作者名单

主　编　郭付有

副主编　王　方　左玉超　闫东明　胡　岩

编　者　（按姓氏笔画排序）

王　方　王　蒙　王卫光　王帮庆　王俊宏

尹　凯　邓梦涵　左玉超　冯孟昭　刘献志

闫东明　安　源　杜　岩　李世旋　李治华

李梦园　宋来君　宋登攀　张开源　胡　岩

娄渊淏　郭付有　翟婷婷　魏铭坤

序 言

    Chiari 畸形又称小脑扁桃体下疝畸形,是一组后脑和脊髓异常,包括小脑扁桃体经枕骨大孔疝入椎管伴或不伴脊髓空洞,以及小脑发育畸形。随着磁共振检查在临床上应用和普及,Chiari 畸形发现率有所增高。虽然 Chiari 畸形发现迄今已百余年,其病理解剖、病理生理和发病机制有很大进步,但是其病因多样(先天性或获得性)、自然病史多变(静止和消失或突然加重和猝死)、合并症(脑积水、假脑瘤等)影响预后和手术疗效,加之本病的流行病学、诊治等缺乏高级别循证医学证据,阻碍了它的诊治效果进一步提高。鉴于此,郑州大学第一附属医院神经外科郭付有主任团队,想患者所想,急患者所需,积近 30 年对 Chiari 畸形诊治的经验,整合有关信息,用通俗易懂的语言、简单问答的形式,编写了这本《Chiari 畸形 100 问》科普著作。

    本书内容丰富,图文并茂,可供患者和其家属,以及一般临床医生阅读和参考。

中国工程院院士

国家神经疾病医学中心主任

复旦大学上海医学院华山医院神经外科主任

2025 年 2 月 18 日

前　言

Chiari 畸形，一个看似陌生的医学术语，却是一个不容忽视的神经系统疾病，给无数患者及其家庭带来诸多痛苦与困扰。早期轻症患者会经历头痛、颈部疼痛、肢体麻木等一系列症状，晚期可出现严重的神经功能废损如"爪形手"和"沙尔科关节"，这些症状不仅严重影响患者的生活质量，还可能对其心理健康造成深远的影响，也是实现"健康中国 2030"的重大障碍。

Chiari 畸形的诊治目前仍然面临着诸多挑战。首先，疾病认知度亟待提高。许多患者及其家属甚至部分基层及青年医务人员，对 Chiari 畸形缺乏基本了解，导致误诊率、漏诊率居高不下，许多患者错过了最佳治疗时机。其次，治疗方案需要专业化和个体化。手术时机、手术方式的选择以及术后并发症的预防和处理，如何根据患者的具体情况制订最佳治疗方案，都需要依托专业团队丰富的经验和精湛的技术。另外，对患者及其家属的宣教和心理辅导有待加强。Chiari 畸形患者往往承受着巨大的心理压力，对疾病缺乏了解，对治疗充满恐惧。如何为患者、家属提供科学、易懂的疾病科普知识，帮助他们树立战胜疾病的信心，是医务工作者义不容辞的责任。此外，在临床实践中，年轻住院医师、主治医生以及临床研究生对 Chiari 畸形的认识存在诸多误区。正是基于以上背景，本团队经过长达 2 年的构思与准备，率先推出了这本科普著作《Chiari 畸形 100 问》，以期为 Chiari 畸形患者、家属以及青年医生提供权威、客观、全面、实用的科普著作。

本书共分为五章，内容涵盖了 Chiari 畸形的各个方面。第一章介绍了Chiari 畸形疾病基础知识，包括其定义、分类、病因等。第二章聚焦患者的术前症状，详细描述了 Chiari 畸形的各类临床表现。第三章阐述了诊断与检查方法，包括常用的影像学检查手段及其临床意义。第四章探讨了 Chiari 畸形的治疗策略，包括手术治疗的适应证、方法及相关并发症。第五章则关注患者的护理与生活，提供了术后康复、生活指导以及心理支持等方面的建议。

本书还经过国内 Chiari 畸形研究领域专家的审校,确保了内容的权威性和准确性。本书紧贴临床、一问一答、通俗易懂、图文并茂、直观生动,是一本集知识性、实用性和指导性于一体的科普著作,其出版无疑对推动我国 Chiari 畸形的规范化诊疗普及具有重大意义。由于编者学识所限,书中难免有不足之处,恳请各位同行批评指正。

2025 年 4 月于郑州

目　录

第四章 Chiari 畸形患者的治疗 / 081

第五章　Chiari 畸形患者的护理与生活 / 129

第一章

Chiari 畸形疾病基础知识

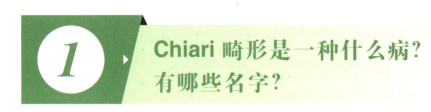

1 ► Chiari 畸形是一种什么病？ 有哪些名字？

Chiari 畸形或称 Arnold–Chiari 畸形，又称小脑扁桃体下疝畸形，该病是为纪念奥地利病理学家 Hans Chiari 而命名。Chiari 畸形是神经系统最常见的先天畸形之一，即小脑扁桃体下降至枕骨大孔 5 毫米以下而引起的颅内压增高、小脑受损以及颈髓受压等综合征的一种慢性进展性疾病。

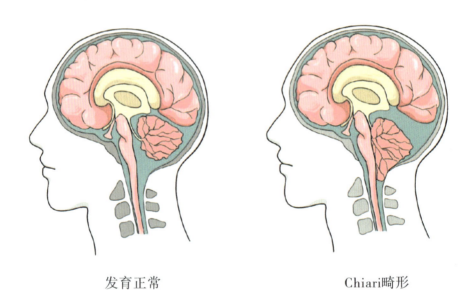

发育正常　　　　　　　　　　　　Chiari畸形

健康人与 Chiari 畸形患者颅颈矢状位

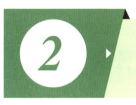

Chiari 畸形的发现、发展历程是怎样的？

（1）发现历史

1883 年，Cleland 首次描述了类似 Chiari 畸形的病例。

1891 年，奥地利病理学家 Hans Chiari 首次系统性地报道了这种畸形，并将其分为 3 型。

1894 年，Julius Arnold 对 Chiari 畸形 II 型进行了进一步描述。

1896 年，Chiari 进一步完善了对这种畸形的分类，并将小脑发育不全作为第 4 型。

1907 年，Arnold 的学生 Schwalbe 和 Gredig 将这种畸形命名为 Arnold-Chiari 畸形。

（2）发展历程

1935 年，Russell 和 Donald 报道了 10 例 Arnold-Chiari 畸形患者，引起了医学界的广泛关注。

20 世纪中叶，随着神经影像学技术的发展，Chiari 畸形的诊断变得更加准确和普遍。

20 世纪末至 21 世纪初，对 Chiari 畸形的研究进一步深入，包括其病理生理机制、分型、诊断和治疗方法等方面。

2019 年，在意大利米兰举行的 Chiari 畸形共识研讨会上，29 名国际专家就成人 Chiari 畸形和脊髓空洞症的分型、诊断及治疗等具有争议的问题达成共识。

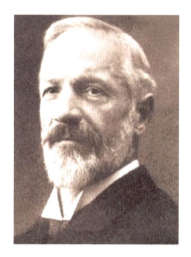

Hans Chiari（1851—1916），奥地利病理学家，于 1891 年首次系统描述了 Chiari 畸形，Chiari 畸形以他的名字命名，至今在医学界广泛应用

Chiari 畸形主要分为哪几种类型？

（1）Chiari **畸形 Ⅰ 型**

1）特点：小脑扁桃体下疝超过枕骨大孔水平 5 毫米，通常不伴有脑干下移。

2）临床表现：头痛、颈部疼痛、感觉异常、运动障碍等。

3）常见合并症：脊髓空洞症、脊柱侧弯、颅底凹陷等。

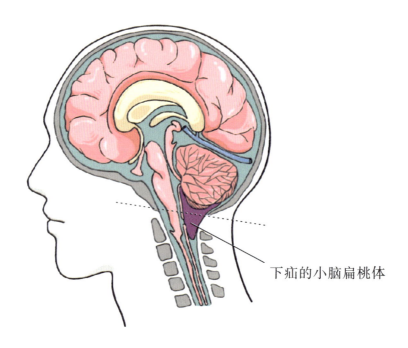

下疝的小脑扁桃体

Chiari 畸形 Ⅰ 型患者颅颈矢状位

（2）Chiari 畸形 Ⅱ 型

1）特点：下疝的组织有小脑蚓部、脑干和第四脑室。颅后窝容积常狭小，枕骨大孔扩大。

2）临床表现：吸入性喘鸣、中枢性呼吸睡眠暂停、肢体运动和感觉障碍。

3）常见合并症：脊髓脊膜膨出（MMC）、脊髓空洞症、脑积水。

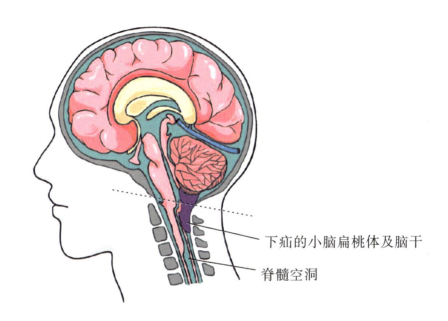

下疝的小脑扁桃体及脑干

脊髓空洞

Chiari 畸形 Ⅱ 型患者颅颈矢状位

（3）Chiari 畸形 Ⅲ 型

1）特点：小脑和脑干组织通过颅颈交界处疝出，其典型特征是高颈或枕部脑膨出和枕骨缺损，是所有下疝类型中最严重的。

2）临床表现：严重神经系统功能障碍、脑神经损害、癫痫和呼吸功能不全。

3）常见合并症：脑积水或克利佩尔-费尔（Klippel-Feil）综合征。

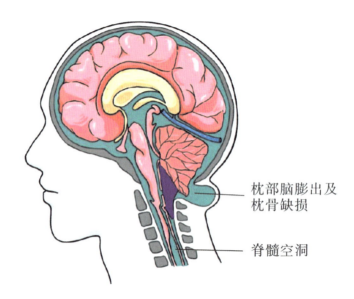

枕部脑膨出及
枕骨缺损

脊髓空洞

Chiari 畸形Ⅲ型患者颅颈矢状位

（4）Chiari **畸形**Ⅳ **型**

1）特点：小脑发育不良或缺失，颅后窝大小正常。
2）临床表现：通常为严重神经系统发育异常，临床罕见。

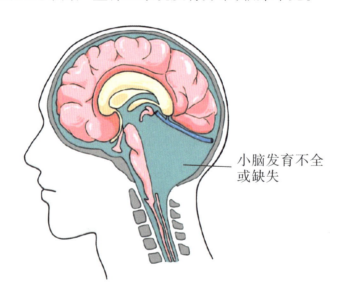

小脑发育不全
或缺失

Chiari 畸形Ⅳ型患者颅颈矢状位

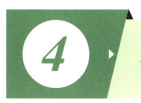

什么是 Chiari 畸形 0 型？

在 Chiari 畸形里，有一类型表现为枕大池消失和（或）颅后窝容积狭小，小脑扁桃体位于枕骨大孔水平，无明显下疝表现，但出现严重的脊髓空洞，被称为 Chiari 畸形 0 型。

Chiari 畸形 0 型，也称为无小脑扁桃体下疝的特发性脊髓空洞症，是一种神经系统发育异常的疾病。这种疾病的特点是小脑扁桃体未向下延伸至枕骨大孔以下，或向下延伸小于 3 毫米，并未伴有其他脑结构的异常移位。主要合并症为脊髓空洞症，其主要病理机制是第四脑室出口存在隔膜或蛛网膜粘连，导致脑脊液循环障碍。

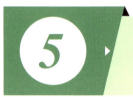 **什么是 Chiari 畸形 1.5 型？**

Chiari 畸形 1.5 型是一种神经系统的先天性发育异常，其主要特征包括小脑扁桃体的下移以及伴随的脑干和第四脑室的延长。具有以下临床表现。

（1）延髓、上脊髓受压症状

可能出现偏瘫或四肢运动与感觉障碍、腱反射亢进、病理反射阳性，以及膀胱和肛门括约肌障碍，还有可能出现呼吸困难。

（2）脑神经、颈神经根受压症状

包括面神经麻木、复视、耳鸣、听力障碍，以及发音和吞咽困难，还可能有枕下部疼痛等。

（3）小脑异常症状

可能表现为眼球震颤和步态不稳等。

（4）颅内压增高症状

脑干和上颈段受压变扁、周围蛛网膜粘连增厚，有时可能形成囊肿；延髓和颈髓可能因受压而缺血及脑脊液压力的影响，形成继发性空洞病变、颈髓积水等。

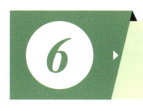

Chiari 畸形与神经管缺陷的关系是什么?

神经管缺陷(neural tube defect)即神经管畸形,包括脊柱裂(脊髓脊膜膨出)和无脑畸形等,是中枢神经系统严重的先天畸形。神经管是胚胎发育过程中形成的一个重要的结构,在胚胎发育的第 18 天左右,神经管逐渐开始闭合,此过程类似于将一张长方形纸弯曲,两边闭合成为一个圆柱形。神经管后天发育为脑和脊髓。一旦神经管闭合的过程发生病变,会造成胎儿脊柱裂,其内容物就会向外膨出,像包饺子没有捏紧饺子皮,下锅就会"露馅"。

神经管缺陷与 Chiari 畸形 Ⅱ 型的发生密切相关。由于神经管发育缺陷,胎儿时期脑脊液持续流出,一方面导致颅后窝发育异常,颅后窝容积狭小;另一方面导致脑室和脊髓形成压力差,在多种因素下导致小脑扁桃体疝入枕骨大孔。

因此,妊娠期间适量补充叶酸,对预防神经管缺陷和其他神经系统发育相关疾病非常重要。

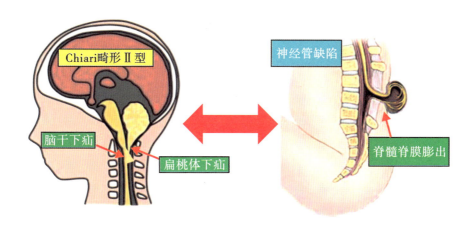

Chiari 畸形 Ⅱ 型与神经管发育缺陷的关系

7 · Chiari 畸形是遗传病吗，会遗传给子女吗？

　　遗传病是由于遗传物质改变而引起的疾病。Chiari 畸形具有遗传倾向,研究表明 Chiari 畸形Ⅰ型具有家族聚集性。2024 年国外一篇文献报道,一家五口包括父母及其 3 个子女全部患有 Chiari 畸形Ⅰ型;另一篇文献报道,俄罗斯一家 3 代人,10 人中有 7 人患有 Chiari 畸形Ⅰ型。但具有遗传倾向不一定是遗传病,Chiari 畸形的发病因素多种多样,并不完全由遗传因素决定,胎儿患病还与孕妇在妊娠过程中的营养摄入不足,环境因素如遭受辐射、环境污染,生活习惯如长期抽烟、酗酒等其他因素有关。因此,Chiari 畸形通常不会遗传给子女。

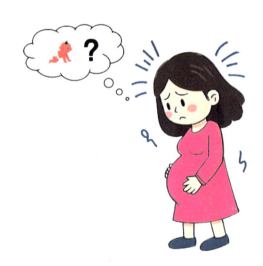

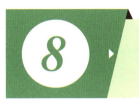

Chiari 畸形与哪些基因有关？

　　全基因组外显子测序在探索 Chiari 畸形致病基因领域应用广泛，目前国外研究人员已对多个颅后窝容积狭小患者家族进行测序，发现 *MYBPC*1、*DKK*1、*LRP*4 等相关致病基因，这些基因多与肌纤维和骨骼的形成有关。

　　此外，研究表明，一些基因病如颅面、骨骼、锥体、神经系统发育异常也常常合并 Chiari 畸形Ⅰ型，因此 Chiari 畸形Ⅰ型也可能继发于这些遗传病。如颅缝早闭症会造成颅骨发育畸形；Klippel-Feil 综合征导致椎骨发育不良，压迫颅颈交界处的神经结构，引起脑脊液循环受阻，从而导致 Chiari 畸形Ⅰ型的发生。

　　研究人员还发现 *EP300*、*CREBBP*、*ATF4*、*LHX4*、*CHD*8 等其他潜在基因，这些基因突变的致病机制还亟待研究。

9 家里发现多个 Chiari 畸形患者，该怎么办？

若发现家人患有 Chiari 畸形，不必过度紧张。Chiari 畸形的影像学诊断标准为小脑扁桃体疝入枕骨大孔下 >5 毫米。研究表明，人群中有 1% 的人符合诊断标准，但只有 0.1% 的患者出现症状。无症状的患者大多由体检查出，不必进行手术干预，可根据医生的指导改善生活方式，定期进行临床和影像学随访；有症状的患者，需及时到医院就医。

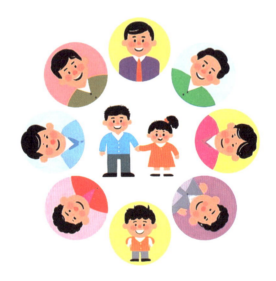

10 ▶ 为什么会患上 Chiari 畸形呢？

Chiari 畸形的发生受遗传因素的影响，前文已经阐明，相关基因突变会存在于一些家族性的 Chiari 畸形中，但在国内少见；该疾病也会继发于其他遗传病。

相关的环境因素也会导致 Chiari 畸形。妊娠期间孕妇接触有毒、有害、致畸物质，叶酸等营养物质摄入不足，均会导致胎儿神经系统或颅骨发育不良，尤其易致颅后窝容积狭小，影响脑脊液循环，迫使小脑下疝。

其他因素如大量摄入维生素 A 可引起良性颅内压增高，可能诱发 Chiari 畸形。

Chiari 畸形会自行消失吗?

　　Chiari 畸形是一种先天性颅颈交界区异常,以Ⅰ型最常见。根据目前的医学研究和临床实践,在先前诊断为小脑扁桃体下疝超过 5 毫米的患者中,下疝自行消失的比例占 5%;在合并脊髓空洞症的 Chiari 畸形Ⅰ型患者中,脊髓空洞症的消失率达 15%。

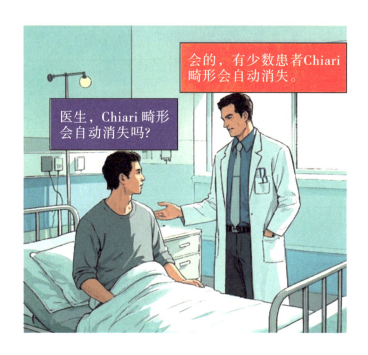

　　需要指出的是:尽管少数 Chiari 畸形Ⅰ型患者的下疝和脊髓空洞会消失,但随着年龄的增长和病情的加重,多数 Chiari 畸形患者的神经功能会进行性恶化。因此,对于不同类型和不同临床表现的 Chiari 畸形患者,需要精准评估后采取个体化治疗。

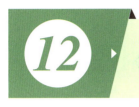

继发性 Chiari 畸形有哪些呢？

继发性 Chiari 畸形又称获得性 Chiari 畸形，是指继发于各种颅脑脊髓原发疾病（颅内占位性病变如颅内肿瘤、颅缝早闭、脑积水、脑动静脉畸形、慢性硬膜下血肿、腰大池引流术后及脊髓疾病）的小脑扁桃体下疝畸形，部分患者可能同时合并脊髓空洞症。

与先天性 Chiari 畸形的治疗不同，获得性 Chiari 畸形的治疗以"治疗原发病"为基本原则，如果能积极有效解除原发病，通常不需要行枕下减压术；如果原发病未得到有效解除，则需要通过枕下减压术缓解由小脑扁桃体下疝和脊髓空洞引起的相关症状。及时干预可逆转小脑扁桃体下疝，避免神经功能恶化。

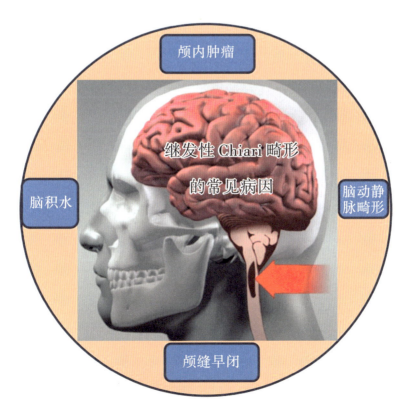

继发性 Chiari 畸形的常见病因

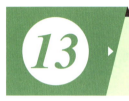

Chiari 畸形患病有地域差别吗?

Chiari 畸形的患病率有地域差别。2019 年 Bogdanov EI 报道,在俄罗斯联邦的鞑靼斯坦共和国中,Chiari 畸形Ⅰ型患病率有地域差别,其中北方地区明显高于南方地区,鞑靼斯坦共和国境内有症状的 Chiari 畸形Ⅰ型期间患病率仅为 20/100 000,但北部地区的 Baltasy 区就高达 413/100 000。但我国国内尚无关于 Chiari 畸形的地域差异的文献报道。

Chiari 畸形患病率的地域差别与家族遗传因素有关,还是与文化、种族、饮食、环境等因素有关,目前缺乏相关文献支持。但现有研究提示可能与以下因素相关。

(1) 叶酸缺乏

Chiari 畸形Ⅱ型常伴随脊柱裂和脊髓脊膜膨出,而脊柱裂的发生与妊娠期叶酸摄入不足密切相关。在叶酸强化政策未普及的地区(如部分发展中国家),脊柱裂及相关 Chiari 畸形Ⅱ型的发病率可能更高。

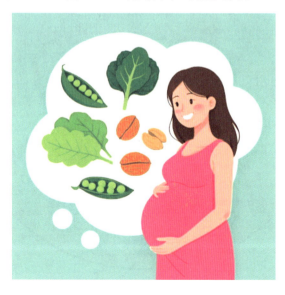

孕妇补充叶酸很重要

（2）医疗诊断水平

高收入地区人群磁共振成像（MRI）检测普及率高，更多的人前往医院进行体检，从而使 Chiari 畸形的检出率相对偏高。低收入地区人群主要因经济情况，很少参加体检或 MRI 筛查，漏诊率偏高。

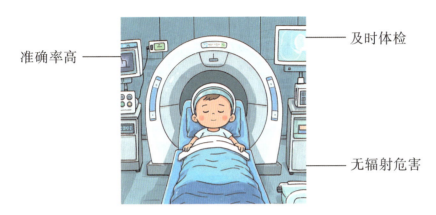

准确率高

及时体检

无辐射危害

MRI 诊断 Chiari 畸形有独特优势

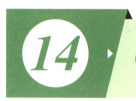

Chiari 畸形是先天性还是后天性的？

Chiari 畸形，又称小脑扁桃体下疝畸形，是一种由于颅后窝先天性发育异常导致的神经系统常见畸形。一般认为 Chiari 畸形属于先天性的，先天性患者占临床患者的绝大多数。当然，少数 Chiari 畸形患者是后天性的，可继发于其他颅内疾病或创伤。

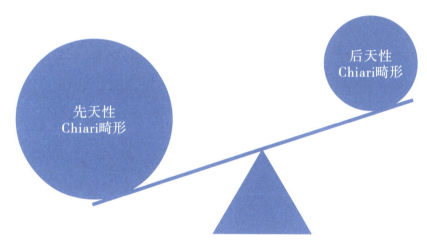

先天性 Chiari 畸形远远多于后天性 Chiari 畸形

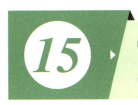

Chiari 畸形的发病有无年龄、性别偏好？

大量文献报道，Chiari 畸形发病有明显的年龄高峰，其中儿童 Chiari 畸形的发病高峰年龄是 8 岁，成人的发病高峰年龄是 41 岁。此外，Chiari 畸形发病亦有明显性别差异，男、女发病率之比约为 1 : 1.3。

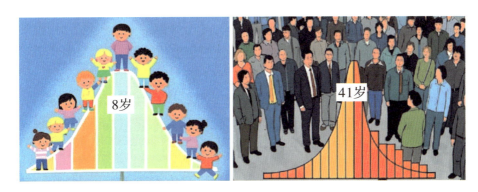

Chiari 畸形的年龄分布特征

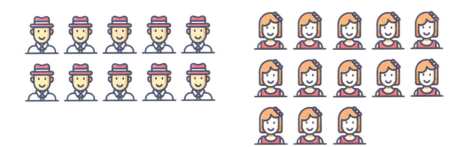

男：女 ≈ 1 : 1.3

Chiari 畸形的性别分布特征

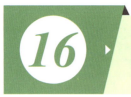 Chiari 畸形与脊髓空洞症是一种病吗？

Chiari 畸形与脊髓空洞症不是同一种病，但二者关系密切。从概念来看，脊髓空洞症为脊髓内部充满液体的空洞性病变，就像是"空心"的大树，是一种慢性进行性的脊髓变性疾病。90% 的脊髓空洞症是由 Chiari 畸形 I 型引起的，但原发性脊髓空洞症可由创伤性、感染性、退行性和其他病因引起。发生 Chiari 畸形时，小脑扁桃体下疝会造成枕骨大孔处脑脊液循环受阻，使得颅内与椎管内脑脊液压力失衡。这种压力差会促使脑脊液通过脊髓中央管进入脊髓实质，逐渐形成脊髓空洞。

在患有 Chiari 畸形的患者中，有相当一部分会合并脊髓空洞症。当两者同时存在时，患者症状可能更复杂和严重，比如不仅有 Chiari 畸形导致的头痛、颈部疼痛、肢体无力等，还会出现由脊髓空洞引起的阶段性分离性感觉障碍、肌肉萎缩等。

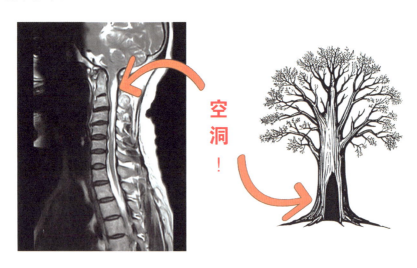

空洞！

Chiari 畸形合并脊髓空洞症

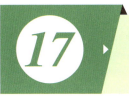

17 脊髓空洞大小与小脑扁桃体下疝程度相关吗?

　　脊髓空洞大小与小脑扁桃体下疝程度之间并无明显相关性。挪威的医生 L J Stovner 在 1992 年的研究显示,中等程度的小脑扁桃体下疝(9 ~ 14 毫米)可能是脊髓空洞症发生的危险因素,中等程度的小脑扁桃体下疝更可能发生脊髓空洞症。但是,中国人民解放军总医院的医生在 2004 年通过研究中国患者的资料,认为 Chiari 畸形 I 型患者小脑扁桃体下疝程度与脊髓空洞症的发生无关。近年来越来越多的 Chiari 畸形 0 型患者被发现,患者常常出现严重的脊髓空洞,但无明显的小脑扁桃体下疝,脊髓空洞的大小与脑脊液循环障碍关系密切,而与小脑扁桃体下疝程度关系不密切。

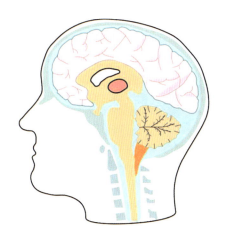
有扁桃体下疝但无脊髓空洞

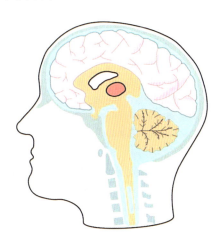
有脊髓空洞但无扁桃体下疝

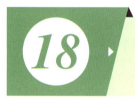

Chiari 畸形合并脊髓空洞症时，脊髓空洞内的液体是脑脊液吗？

目前的主流观点认为 Chiari 畸形合并脊髓空洞症时，脊髓空洞内的液体类似于脑脊液。这可能是脑脊液从蛛网膜下腔进入脊髓空洞内，证据是空洞内液体和脑脊液在医学影像学上表现很类似。

Chiari 畸形，尤其是 Chiari 畸形 Ⅰ 型，由于小脑扁桃体下疝进入椎管，导致枕骨大孔区脑脊液循环受阻。正常情况下，脑脊液在脑室系统产生后，经蛛网膜下腔循环，最终吸收回到血液循环。当枕骨大孔区脑脊液循环通路受阻时，颅内压力相对升高，就会迫使脑脊液通过受损的室管膜进入脊髓实质内，逐渐形成脊髓空洞。

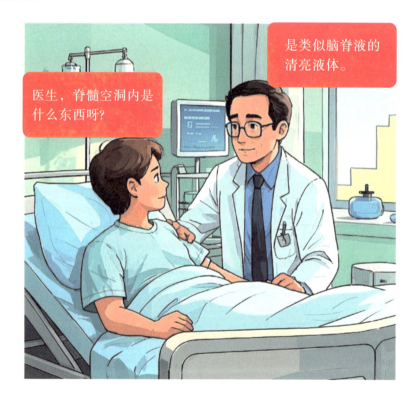

19 复杂的 Chiari 畸形有哪些?

依据 Brockmeyer DL 观点,相对于单纯 Chiari 畸形,复杂 Chiari 畸形通常指患有复杂颅颈交界畸形和继发性脑干压迫的 Chiari 畸形,包括合并颈髓弯曲、齿状突内陷、不正常的斜坡颈椎角、寰枢椎融合、颅底凹陷症等。其临床治疗困难,手术风险较高,常需行枕下减压术,同时行枕颈融合术或齿状突切除术。

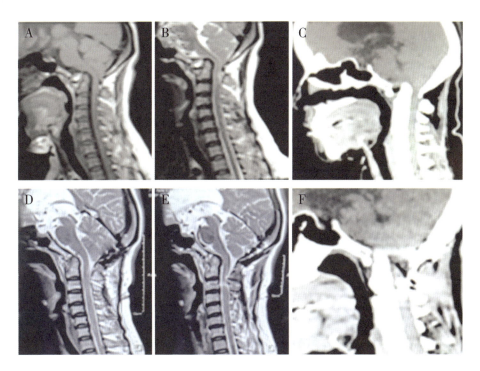

A、B. Chiari 畸形+颅底凹陷+寰枢关节脱位+脊髓空洞;C. 64 排 CT 三维重建显示脑干腹侧受压,齿状突后翘;D、E. 一期行枕下减压术+寰枕融合术后,MRI 显示脑干腹侧受压明显改善;F. CT 显示齿状突压迫解除。

复杂 Chiari 畸形影像学表现

20 Chiari 畸形是否影响患者寿命和生活质量？

Chiari 畸形作为神经系统最常见的先天畸形之一，一般情况下不影响患者的寿命，但对有症状的 Chiari 畸形合并脊髓空洞症患者，因神经功能障碍进行性加重，会严重影响患者生活质量。需要指出的是，个别 Chiari 畸形患者在颈部外伤或脑积水引起颅内压增高时，可能因脑干严重受压、延髓呼吸功能衰竭而危及生命甚至死亡。具体情况分析如下。

（1）病情程度

1）病情较轻：若患者属于 Chiari 畸形 Ⅰ 型，仅有小脑扁桃体轻度下疝，未引发明显的脊髓空洞症或其他严重并发症，对寿命影响可能较小。这类患者在及时干预和日常注意的情况下，可如常人般生活，寿命及生活质量不受显著影响。

2）病情较重：当小脑扁桃体下疝严重，压迫脑干、脊髓，引发严重的脊髓空洞症、脑脊液循环障碍等，则会显著影响患者寿命。比如，若导致呼吸、循环中枢受压，可能引发呼吸、心搏骤停，危及生命；严重脊髓空洞症致肢体瘫痪、感觉障碍，患者长期卧床，易出现肺部感染、深静脉血栓等严重并发症，进而影响寿命及生活质量。

（2）治疗情况

1）治疗及时有效：患者确诊后，若能及时手术减压，解除小脑扁桃体对神经组织的压迫，阻止病情进展，多数患者神经系统功能可稳定或改善，对寿命影响不大。例如，部分患者术后脊髓空洞缩小，神经系统功能可症状缓解，可正常生活、工作。

2）治疗不及时或效果不佳：若未及时治疗，或手术效果不理想，病情持续恶化，会严重影响寿命。如因延误治疗致神经功能严重受损，即使后期进行手术，也难完全恢复，患者生活质量下降，寿命也可能缩短。

（3）个体差异

1）身体素质好：年轻、身体素质好、无基础疾病的患者，对疾病耐受性及恢复能力强。即使患 Chiari 畸形，在积极治疗和康复下，患者更易恢复，对寿命和生活质量影响较小。

2）身体素质差：年老体弱、有多种基础疾病（如心肺疾病、糖尿病等）的患者，患 Chiari 畸形后，身体更易受并发症影响。如糖尿病患者术后伤口愈合慢，易感染，会增加治疗难度和感染风险，影响生活质量和寿命。

21 什么是枕骨大孔？它与 Chiari 畸形有什么关系？

（1）枕骨大孔的解剖学基础

1）枕骨大孔的作用：枕骨大孔是颅骨底部最大的开口，位于枕骨的正中央。其主要功能是连接颅腔与椎管，是构成中枢神经系统（脑与脊髓）和周围神经系统的重要交汇点，是脑和脊髓之间的通道，允许神经组织、血管及脑脊液正常通过。正常情况下，枕骨大孔的开口足够宽敞，可使延髓、脊髓和相关结构通过，同时保护它们不受压迫。其位置固定且周围有坚硬的骨质结构，若有脑组织疝入会导致严重压迫，影响神经功能。

2）枕骨大孔的位置与形状：枕骨大孔位于颅底中央的枕骨部，周围由枕骨的基底部、侧块和鳞部构成。通常呈椭圆形或圆形，不同个体间的大小有一定差异，平均宽约 30 毫米，长约 35 毫米。

3）枕骨大孔的周围解剖

①上方：与小脑相关的颅后窝。

②下方：与颈椎管相连。

③两侧：与枕髁相邻，枕髁通过寰枕关节与第一颈椎（寰椎）连接。

4）穿过枕骨大孔的结构

①神经系统：延髓（脑干的最低部分）、由延髓延续的脊髓。

②血管：椎动脉（为脑部供血的重要血管）、脊髓前后动脉、椎内静脉丛。

③神经：副神经（第 11 对脑神经），其脊髓根从枕骨大孔进入颅腔。

（2）枕骨大孔与 Chiari 畸形的病理机制

1）小脑下疝的核心过程：Chiari 畸形是小脑扁桃体、脑干或其他脑组织通过枕骨大孔向下疝入椎管的异常情况。正常情况下，小脑扁桃体应位于枕骨大孔上缘，若因颅后窝空间不足或其他原因导致小脑扁桃体下移超过 5 毫米，即可被诊断为 Chiari 畸形。

2）枕骨大孔异常的原因

①颅后窝发育不良：在多数 Chiari 畸形患者中，枕骨及颅底的发育异常使颅后窝过小，无法容纳正常体积的小脑。枕骨大孔成为唯一的"溢出口"，迫使小脑扁桃体下疝。

②枕骨大孔结构和大小的变化：某些患者中，枕骨大孔可能先天性过大或骨性结构异常，进一步促使脑组织下移。

③颅内压力变化：枕骨大孔的相对狭窄可能导致脑脊液循环受阻，增加颅内压力，进一步推动小脑疝入。

3）小脑下疝的后果

①脑脊液循环障碍：小脑扁桃体下疝压迫枕骨大孔周围的蛛网膜下腔，导致脑脊液循环受阻，引起脑积水或脊髓空洞症。

②神经组织压迫：小脑、延髓和脊髓在枕骨大孔处被挤压，导致头痛、平衡障碍、吞咽困难及其他神经系统症状。

（3）枕骨大孔在 Chiari 畸形诊断、治疗中的关键作用

1）诊断：MRI 是诊断 Chiari 畸形的金标准，可以清晰显示枕骨大孔区域的解剖结构及小脑下疝的程度。CT 可以评估枕骨大孔的骨性结构和颅后窝的大小。

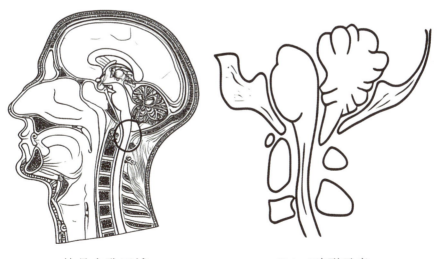

枕骨大孔区域　　　　　　　　　　　Chiari畸形示意

2）手术治疗

①枕下减压术

目标：增加枕骨大孔及周围空间，减轻疝入脑组织的压力。

方法：外科手术切除枕骨大孔的后部骨质（部分枕骨和第一颈椎后弓），扩大颅后窝容积。

作用：恢复脑脊液的正常循环，减轻对延髓、小脑和脊髓的压迫。

②硬膜扩大术：手术中可能会对枕骨大孔处的硬膜进行切开和修补，以进一步增加容积，缓解脑脊液循环障碍。

③其他手术措施：对合并脊髓空洞症的患者，可能需要进行空洞-蛛网膜下腔分流术。

（4）总结

枕骨大孔是 Chiari 畸形病理机制的核心区域，其异常直接导致小脑下疝、神经受压及脑脊液循环障碍。Chiari 畸形的治疗多围绕枕骨大孔的减压和恢复正常脑脊液循环展开，以改善患者的神经功能并减轻症状。

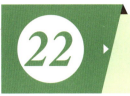

Chiari 畸形会合并其他骨骼畸形吗？

Chiari 畸形常与其他骨骼畸形同时发生,尤其是涉及颅颈交界区和脊柱的骨骼发育异常。这些骨骼畸形可能与 Chiari 畸形的病理机制有关,并在临床诊断、治疗和预后中发挥重要作用。

(1)颅颈交界区的骨骼畸形

1)枕骨发育异常

①颅后窝狭小:颅后窝(小脑所在的颅骨空间)发育不良或体积不足是 Chiari 畸形的核心解剖特征之一。由于颅后窝狭小,小脑组织受到挤压并向枕骨大孔方向疝入。

②枕骨大孔畸形:枕骨大孔可能过大(开放性异常)或狭小(限制性异常),进一步影响脑组织和脑脊液流动。

2)寰椎(C_1)和枢椎(C_2)异常

①寰椎后弓缺失或发育不全:寰椎后弓的发育异常可能与枕骨大孔附近的压力变化相关。

②寰椎、枢椎融合:寰椎和枢椎融合会限制颈椎活动,同时改变颅颈交界区的生物力学,应力集中于枕骨大孔,促进小脑扁桃体下疝。

③寰椎、枢椎半脱位:寰枢关节的不稳定,导致颅底移位,加重枕骨大孔区域的压力。

3)基底凹陷症:基底凹陷症是 Chiari 畸形的常见伴随病变,表现为枢椎齿突向上移位进入颅腔,使延髓和小脑受到进一步压迫。此畸形通过缩小枕骨大孔的有效空间,进一步加重小脑疝入。

4)颅底凹陷:表现为颅底角变平(>143°),常与基底凹陷症合并存在。导致颅底稳定性下降,加剧脑组织和延髓的受压。

(2)脊柱的骨骼畸形

1)脊柱侧弯:脊柱侧弯是 Chiari 畸形最常见的脊柱畸形之一。30% ~

50% 的 Chiari 畸形患者会合并脊柱侧弯,尤其在青少年患者中。这可能与 Chiari 畸形引发的脊髓空洞症相关,空洞导致脊髓功能异常,进而影响脊柱发育和形态。

2）椎板发育不良:在 Chiari 畸形患者中,某些椎骨可能出现椎板未完全融合或发育缺陷,导致颈椎或胸椎的稳定性下降。

3）胸椎和腰椎畸形:少数患者可能合并胸椎或腰椎的骨骼异常,例如脊柱裂、脊髓脊膜膨出,这种情况在 Chiari 畸形 Ⅱ 型中尤为常见。

（3）颅底与脊柱联合异常

1）颅底-颈椎过渡异常

①颅颈融合:寰椎与枕骨融合,是 Chiari 畸形的常见伴随异常之一。可导致颅颈交界区的活动受限,加重枕骨大孔处的压力分布异常。

②克利佩尔-费尔综合征（Klippel-Feil syndrome）:表现为颈椎的先天性融合,常合并 Chiari 畸形。颈椎的活动度显著受限,可能加重 Chiari 畸形的症状。

2）齿状突发育异常:齿状突过长、位置异常或发育不全是 Chiari 畸形的常见伴随畸形。齿状突异常与基底凹陷症有关,进一步压迫延髓和脊髓。

（4）脊柱裂与 Chiari 畸形 Ⅱ 型

Chiari 畸形 Ⅱ 型几乎总是伴随脊柱裂,特别是腰骶段的脊膜膨出。脊柱裂导致脊髓和神经根暴露,同时伴随脑脊液循环异常,使得小脑扁桃体和延髓下疝。

（5）Chiari 畸形合并骨骼畸形的临床意义

1）诊断意义:骨骼畸形的存在可能是 Chiari 畸形的重要线索。影像学检查（如 MRI 和 CT）通常可以同时评估 Chiari 畸形及其相关骨骼畸形,如基底凹陷、脊柱侧弯等。

2）治疗意义:合并骨骼畸形的患者可能需要更加复杂的治疗方案。

①手术减压:包括枕下减压术、基底凹陷的矫正等。

②脊柱矫形手术:用于改善脊柱侧弯或其他脊柱畸形。

③稳定性修复:对颅颈不稳的患者可能需要枕颈融合固定术。

3）预后影响:骨骼畸形的存在可能会加重 Chiari 畸形的症状或影响治疗效果。早期识别和治疗合并的骨骼畸形有助于提高患者的生活质量。

（6）总结

Chiari 畸形常与一系列骨骼畸形共存,特别是颅颈交界区和脊柱的发育异常。枕骨发育异常、基底凹陷、寰枢关节不稳以及脊柱侧弯等畸形均可能加重 Chiari 畸形的症状和病程。这些骨骼畸形不仅为诊断提供了重要线索,还直接影响治疗方案的选择和患者的预后。因此,在评估 Chiari 畸形患者时,需要全面分析颅底和脊柱的骨骼结构,以制订个性化的治疗策略。

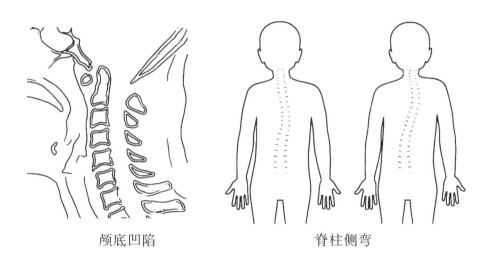

颅底凹陷　　　　　　　　　　　　脊柱侧弯

23 ▶ Chiari 畸形会影响智力,使患者智力低下吗?

　　Chiari 畸形本身通常不会直接导致患者智力低下,因为智力与大脑皮质神经元的功能密不可分,而 Chiari 畸形的发病机制为小脑扁桃体疝入枕骨大孔,主要造成枕骨大孔堵塞和脑脊液循环障碍,并不直接影响脑功能;但若枕骨大孔严重堵塞,合并脑积水,颅内压升高,脑脊液积聚在脑室,压迫周围脑组织,则损害脑正常组织结构和功能,从而损害智力。

　　国外一项针对儿童 Chiari 畸形的队列研究显示,Chiari 畸形患儿的整体认知水平显著低于正常儿童,其视觉智商(VIQ)和表现智商(PIQ)的水平也显著低于正常儿童,语言记忆和语言流利度的缺陷也归因于 Chiari 畸形患者的小脑损伤。但 Chiari 畸形患儿一般生活尚能自理,患儿智力下降的概率极低。

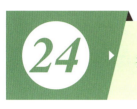

24 ▶ 垂体瘤可以引起 Chiari 畸形吗？

　　垂体瘤尤其生长激素型垂体瘤可以引起继发性 Chiari 畸形。垂体瘤和 Chiari 畸形看似是两种独立的疾病，但肢端肥大症的患者中超过 95% 是由分泌生长激素的垂体瘤所致，肢端肥大症合并 Chiari 畸形的病例在国内外也多有报道。Ciarloni A 等报道一名 61 岁女性肢端肥大症患者，该患者具有特征性面容如大舌头和宽大下颌，打鼾和手足肿大等也符合肢端肥大症的特征。检查发现患者 IGF-1 显著升高。随后发现该患者具有 Chiari 畸形Ⅰ型病史。肢端肥大症与颅骨变形如颅底纤维发育不良之间存在联系，尤其是纤维性骨营养不良综合征，其特征为多细胞/单细胞发育纤维性发育不良。因此学者认为，Chiari 畸形与肢端肥大症之间可能存在因果联系，生长激素过量，诱导骨肥大导致颅骨增生，进而压迫小脑组织并引发颅内压升高，因此肢端肥大症可能会导致获得性 Chiari 畸形。

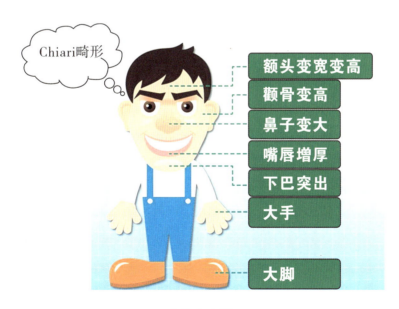

垂体瘤表现

25 ▸ Chiari 畸形动物模型有哪些？

Chiari 畸形具有明显家族聚集性和遗传倾向,因此国内外学者一直在致力于寻找关键致病基因,并建立了各种动物模型。

（1）维甲酸诱导小鼠模型

将小鼠以雄雌比为 1∶2 的比例合笼,第 2 天早晨可以观察到阴道栓的雌鼠记为妊娠第 0 天,在小鼠妊娠第 8 天早晨即胎鼠神经管闭合的关键时期,给予过量维甲酸可以诱发胎鼠的 Chiari 畸形。

（2）黑猩猩模型

黑猩猩在遗传学上与人类有巨大相似性,因此也常常被提议用来作为动物模型研究多种疾病。Manuel Solis-Moruno 等发现一例患有严重精神疾病和自残行为的黑猩猩,为其进行磁共振检查过程中发现该黑猩猩患有 Chiari 畸形合并脊髓空洞症。随后专家为该黑猩猩做基因组测序,在 LRP5 基因中发现一种破坏性突变,该基因与骨密度病理性改变相关,专家认为基因的破坏性突变与 Chiari 畸形存在联系。

（3）犬模型

枕骨发育不全合并枕骨大孔梗阻和脊髓空洞是骑士查尔斯国王猎犬的常见疾病,与人类 Chiari 畸形 Ⅰ 型十分相似。Clare Rusbridge 等收集了 120 只被确诊患有脊髓空洞的猎犬的血统信息,建立了跨越 24 代超过 5500 只骑士查尔斯国王猎犬的全球家谱。C. Rusbridge BVMS 等研究表明,枕骨发育不全在骑士查尔斯国王猎犬中是遗传性的,并且更可能是常染色体显性遗传。

（4）斑马鱼模型

近年来,斑马鱼成为研究人类遗传学疾病的重要实验动物。在斑马鱼中发现,CHD8 功能障碍可导致斑马鱼出现"大头畸形",表明 CHD8 基因参与 Chiari 畸形 Ⅰ 型的发病机制。

26 炎症可以导致 Chiari 畸形吗？

　　上呼吸道感染导致的 Grisel 综合征可能会引起 Chiari 畸形。Grisel 综合征是上呼吸道炎症过程后寰枢关节的非创伤性半脱位，于 1830 年由查尔斯·贝尔爵士首次描述。Grisel 综合征是一种罕见的疾病，在儿童人群中出现的比例更高。在上呼吸道感染之后，炎症从耳鼻喉区域直接扩散，导致 $C_1 \sim C_2$ 之间韧带过度活动扩张和关节周围韧带异常松弛，而寰枢关节不稳压迫小脑扁桃体向下移位亦是 Chiari 畸形的关键致病因素之一。近年来流行性感冒更加频繁，因此儿童感染后一定要警惕 Grisel 综合征，预防寰枢关节脱位引起的 Chiari 畸形。

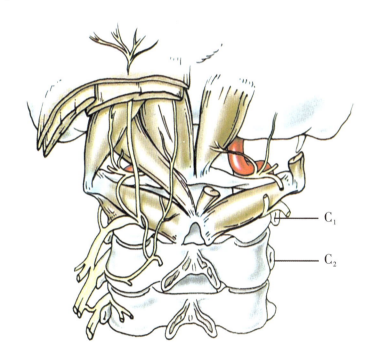

C_1

C_2

枕下区肌肉及局部神经位置关系

第二章

Chiari 畸形患者的术前症状

27 ▶ **Chiari 畸形常见的症状有哪些？**

（1）头痛

头痛是 Chiari 畸形最常见的症状。常为后枕部疼痛。咳嗽、打喷嚏、用力（如排便）等动作可使头痛加重。这是由于这些动作短暂增加了颅内压，小脑扁桃体或延髓受到更强的压迫。常为钝痛、搏动性或压迫性疼痛，严重时可能伴随恶心和呕吐。

（2）颈部和肩部疼痛

颈后部或肩部疼痛是另一种常见症状，通常与小脑或脊髓的压力有关。这种疼痛可能伴随颈部僵硬，尤其是在运动后加剧。

（3）平衡与协调障碍

1）步态不稳：行走时步态宽基、不协调，容易失去平衡。
2）身体协调性差：精细动作困难，例如系鞋带或书写困难。
3）头晕或眩晕：伴随体位改变的头晕感。

（4）感觉异常

1）肢体麻木或刺痛：常见于上肢，偶尔也涉及下肢。可能为脊髓空洞症引起，导致感觉神经受损。
2）温度感觉丧失：特别是对冷、热的感知减少，通常为对称性。多与脊髓空洞症相关。

（5）肌肉无力与萎缩

1）患者可能感到四肢无力，尤其是做手部的精细动作变得困难。
2）在脊髓空洞症的情况下，肌肉萎缩（尤其是手部小肌肉）较为明显，称为"爪形手"。

(6)吞咽困难(吞咽障碍)

1)因延髓受到压迫,部分患者可能出现吞咽困难(称为吞咽障碍)。

2)具体表现:吞咽时感觉异物梗阻感,进食食物或液体容易呛咳,严重时可能导致营养不良或体重减轻。

(7)呼吸异常

1)睡眠呼吸暂停:因延髓和呼吸中枢受压,患者在夜间睡眠时可能出现呼吸暂停或呼吸不规则。

2)鼾声:部分患者伴有严重的打鼾现象,提示气道阻塞。

3)呼吸困难:极少数患者会出现明显的呼吸困难,尤其是 Chiari 畸形 Ⅱ 型患者。

(8)视力和听力异常

1)视力异常

①复视:小脑或脑干受压引起眼外肌控制不良。

②视物模糊:可能与颅内压升高或脑脊液循环障碍有关。

③眼震:表现为眼球不自主地快速跳动。

2)听力异常:表现为出现听力减退或耳鸣(嗡嗡声),可能是小脑、脑干或脑脊液循环异常影响了听觉神经。

(9)脑脊液循环障碍

1)脑积水:小脑扁桃体下疝可能阻碍脑脊液从第四脑室流向蛛网膜下腔,导致脑积水。临床表现为头痛、恶心、呕吐,严重时出现意识障碍。

2)脊髓空洞症:脊髓内形成液体囊腔,导致以下症状。a. 温、痛觉丧失(尤其是双侧对称性);b. 肌肉无力和萎缩(通常为上肢);c. 关节不稳,特别是肩关节(称为"悬吊肩"),或"沙尔科关节"。

(10)其他神经系统症状

1)记忆力和注意力下降:可能与慢性脑脊液循环障碍和颅内压异常有关。

2)头部和面部疼痛:小脑或延髓压迫可能引起面部神经疼痛,表现为一侧或双侧面部刺痛或麻木。

（11）儿童特有症状（特别是在 Chiari 畸形 Ⅱ 型中）

1）喂养困难：婴儿可能表现为吮乳困难或呕吐。

2）呼吸急促或不规则：可能表现为喘息或窒息，尤其在夜间常发。

3）发育迟缓：可能表现为运动或智力发育落后。

4）脊柱裂相关症状：若合并脊柱裂，可见下肢瘫痪或大、小便失禁。

（12）与症状严重程度相关的因素

1）Chiari 畸形的类型

①Ⅰ型：症状通常较轻，主要表现为头痛、感觉异常和运动协调障碍。

②Ⅱ型：症状更为严重，多数患者从出生即出现明显的神经功能障碍。

③Ⅲ型和Ⅳ型：症状极重，常合并多种严重的发育异常，预后差。

2）合并病变：若合并脊髓空洞症、脑积水或基底凹陷症，症状可能更复杂。

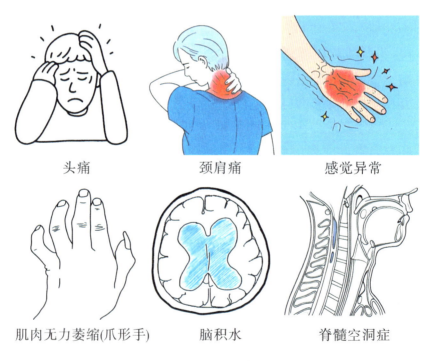

| 头痛 | 颈肩痛 | 感觉异常 |

| 肌肉无力萎缩(爪形手) | 脑积水 | 脊髓空洞症 |

Chiari 畸形患者的常见症状

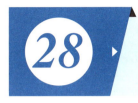

Chiari 畸形症状是否会随着年龄变化而进展？

Chiari 畸形的症状可能会随着年龄的变化而进展。其进展主要与解剖学异常的持续影响、脑脊液循环障碍的恶化以及是否存在合并病变有关。

（1）新生儿与婴幼儿时期

1）Chiari 畸形在婴幼儿中的症状通常较为严重，尤其是Ⅱ型和Ⅲ型患儿。

2）由于颅颈交界区的压迫较显著，以下症状较常见。

①喂养困难：如吞咽障碍、呛奶。

②呼吸异常：包括呼吸急促、不规则，甚至出现窒息或睡眠呼吸暂停。

③呕吐与发育迟缓：由颅内压增高或脑脊液循环障碍所致。

④肌张力异常：可能表现为肢体无力或发育迟缓。

⑤合并脊柱裂：在 Chiari 畸形Ⅱ型中常见，可能导致下肢瘫痪和大、小便失禁。

3）进展与预后：若未及时诊断并治疗，症状可能快速恶化。早期干预（如枕下减压术）对改善长期预后尤为关键。

（2）儿 童 时 期

1）Chiari 畸形Ⅰ型在儿童时期可能表现为较轻的症状，但随着发育和骨骼增长，症状逐渐显现。

2）主要症状

①头痛：尤其是后枕部，通常与咳嗽、打喷嚏或用力有关。

②颈部疼痛：伴有颈部僵硬或活动受限。

③平衡障碍：步态不稳，易跌倒。

④脊柱畸形：如脊柱侧弯（常伴随脊髓空洞症）。

⑤感觉异常：如手部或上肢麻木、刺痛。

3）进展与预后：症状可能随着脊柱发育而加重，尤其是骨骼和神经系统的生长未能缓解小脑扁桃体下疝所致的压力。如果存在脊髓空洞症，可能导致肢体功能逐渐丧失。

（3）青少年时期

1）青少年时期是 Chiari 畸形Ⅰ型症状初次显现或加重的常见阶段。

2）主要表现

①慢性头痛：逐渐加重，频率和强度增加。

②视觉和听觉异常：如复视、视物模糊、耳鸣。

③肌无力与萎缩：特别是手部精细运动能力下降。

④呼吸和吞咽困难：偶尔出现睡眠呼吸暂停或吞咽异物感。

⑤脊柱侧弯：此阶段可能变得更加明显。

3）进展与预后：骨骼发育接近完成，颅颈交界区的解剖关系稳定，症状进展通常放缓。然而，若未及时治疗，脊髓损伤可能逐渐不可逆。

（4）成年早期（18～40 岁）

1）部分患者可能直到成年早期才出现明显症状（通常为 Chiari 畸形Ⅰ型）。

2）主要表现

①慢性后枕部头痛：伴随颈部僵硬。

②感觉异常：手部或上肢麻木、温痛觉减退。

③运动协调障碍：行走不稳、动作笨拙。

④脑脊液循环障碍：可能导致慢性脑积水。

⑤神经症状波动：如症状在某些体位下或活动后加重。

3）进展与预后：症状可能随时间逐渐恶化，尤其是如果合并脊髓空洞症或脑积水者。及时手术干预（如枕骨减压术）可以显著改善症状并减缓进展。

（5）中年与老年时期（>40 岁）

1）该时期，Chiari 畸形Ⅰ型症状可能进展缓慢，甚至趋于稳定。

2）部分患者可能因长期未发现的 Chiari 畸形，出现神经系统的慢性退行性改变。

①慢性头痛：尤其在劳累后加重。

②颈肩部慢性疼痛：可能伴有僵硬感。

③肢体功能退化：如四肢无力、手部肌肉萎缩。

④慢性脑积水：表现为记忆力下降、注意力不集中。

⑤吞咽困难与呼吸异常:症状可能因年龄增长而逐渐加重。

3)进展与预后:老年患者的症状通常较为固定,但若合并骨质退化、椎间盘病变或颅内压波动,可能导致病情恶化。

(6)症状进展的关键因素

1)解剖学异常的变化:随着年龄增长,颅骨发育完成后,颅后窝狭小等结构异常可能对症状的影响逐渐稳定。

2)合并病变:寰枢关节脱位、基底凹陷症、脑积水等合并病变可能加速症状进展。

3)脑脊液循环障碍:随着年龄增长,脑脊液循环障碍可能逐渐加重,导致脊髓空洞症或其他症状。

4)外伤或环境因素:颅颈部外伤、用力动作或长期慢性压力可能触发症状突然加重。

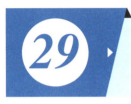

Chiari 畸形 I 型的头痛有什么特点？

（1）位置

头痛一般在后脑，在非皮节支配区分布，有时会扩散到脖颈、头部侧面或额部。

（2）性质

头痛可能呈压迫感、钝痛或刺痛，有时还会让脖颈感到不舒服。

（3）加重因素

咳嗽、剧烈运动、打喷嚏或低头时，可能会加重头痛。

（4）持续时间

头痛可能呈间歇性，也可能持续数小时或数天。

（5）其他症状

有时候头痛会伴有恶心、呕吐、视线模糊、眩晕或手脚麻木。

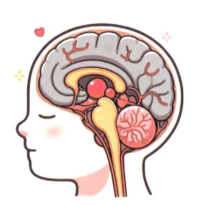

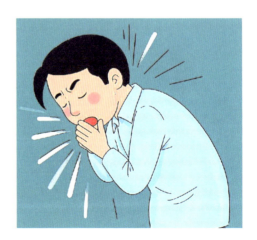

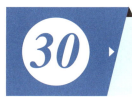

30 ▶ Chiari 畸形在儿童和成人中的表现有什么不同？

（1）儿童

1）轻微症状：很多儿童可能没有明显症状，或症状轻微。

2）生长与学习障碍：有时候可能表现为生长发育迟缓或学习困难。

3）头痛和协调性障碍：儿童可能会抱怨头痛，尤其在咳嗽、打喷嚏、尖叫或跳跃时枕颈部痛加重，或在运动时呈现肢体的不协调。

4）亦可表现为少见症状，如呃逆、睡眠呼吸障碍或眼球震颤等。

（2）成年人

1）明显头痛：成人通常会经历更频繁和剧烈的头痛，特别是在运动或用力时。

2）神经系统症状：成人更可能出现手足麻木、无力或走路不稳等症状。

3）症状逐渐加重：成人的症状通常会随着时间的推移变得更加严重，如出现"爪形手"或"沙尔科关节"，可能会影响日常生活，严重者出现呼吸骤停乃至四肢瘫痪。

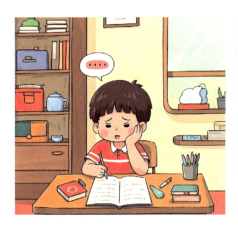

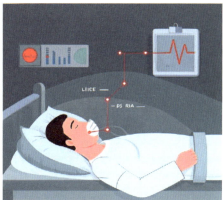

31 ▶ **Chiari 畸形会自我好转吗？**

Chiari 畸形在某些情况下可能会出现自我好转，但这并不是普遍适用的情况。具体如下所示。

（1）轻微症状

如果 Chiari 畸形较轻且症状不明显，部分患者可能不会经历明显不适，或者症状随着时间的推移而减轻。这种情况下，患者可能不需要特别治疗。

（2）年龄因素

儿童的神经系统和骨骼结构在生长发育过程中具有较强的适应和代偿能力。对于部分患儿，随着颅骨和脊柱的持续生长，原本因 Chiari 畸形引起的症状可能会逐渐减轻，甚至达到临床缓解的状态。然而，这种情况并非普遍存在，且个体差异较大，需密切随访观察。

（3）病情缓解

对一些患者而言，随着时间推移，症状可能不会加重，甚至可能出现缓解的现象。

Chiari 畸形未经干预而自行好转的病例确实存在，但比较罕见，目前文献基本属于个案报道。因此，Chiari 畸形的治疗一定是个体化的，而非"一刀切"治疗。

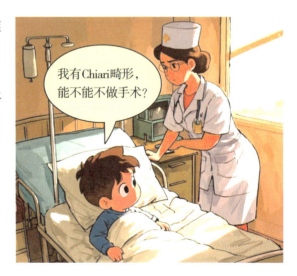

我有Chiari畸形，能不能不做手术？

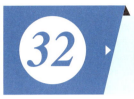

出现哪些症状说明 Chiari 畸形很严重？

（1）神经症状

如肢体无力与运动障碍、感觉异常、平衡失调与共济失调、吞咽困难、呛咳与言语障碍、呼吸障碍等。

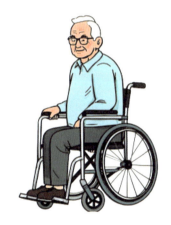

Chiari 畸形轮椅出行患者

（2）脊髓空洞症症状

如分离性感觉障碍，肌肉（如大、小鱼际肌或骨间肌）萎缩。

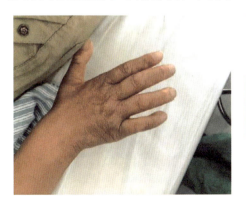
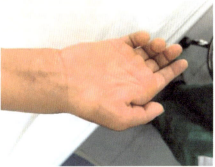

Chiari 畸形手部临床表现

（3）脑干功能障碍

如吸入性喘息、发绀等。

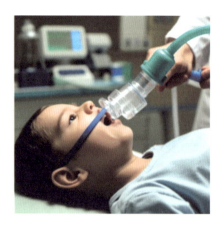

Chiari 畸形严重者需要呼吸支持

Chiari 畸形可以引起呼吸暂停吗？

Chiari 畸形可能引起呼吸问题，包括呼吸暂停。具体来说，以下几种情况可能会导致呼吸暂停。

（1）脑干受压

Chiari 畸形可能导致脑干受到压迫，而脑干是控制呼吸的关键部分，有脑桥和延髓呼吸中枢。脑干受到压迫可能影响到呼吸的自主调节。

（2）脊髓压迫

如果 Chiari 畸形伴随脊髓压迫，可能会影响到控制呼吸的神经信号传递。

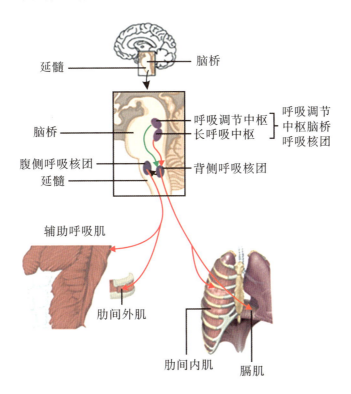

脑桥和延髓呼吸中枢

34 ▶ Chiari 畸形有哪些罕见的临床症状或表现?

  Chiari 畸形是一种先天性或后天性的神经解剖异常,主要特征是小脑扁桃体下疝至枕骨大孔 5 毫米以下,常伴有脑脊液循环障碍。除了常见的症状如头痛、颈部疼痛、眩晕和共济失调外,Chiari 畸形还可能表现出一些罕见的临床症状或表现。

(1)呼吸困难

  1)症状描述:患者可能出现呼吸急促、呼吸困难,尤其是在夜间或平卧时加重。

  2)机制:小脑扁桃体下疝可能压迫延髓,影响呼吸中枢的功能,导致呼吸节律异常。

(2)吞咽困难

  1)症状描述:患者可能出现吞咽困难,甚至在进食时出现呛咳。

  2)机制:延髓和脑干受压,影响吞咽反射和咽喉部肌肉的协调。

(3)声音嘶哑

  1)症状描述:患者可能出现声音嘶哑,甚至失声。

  2)机制:延髓受压,影响喉返神经的功能,导致声带运动障碍。

(4)心律失常

  1)症状描述:患者可能出现心悸、胸闷,甚至晕厥。

  2)机制:延髓和脑干受压,影响心血管中枢的功能,导致心律失常。

(5)视物障碍

  1)症状描述:患者可能出现视物模糊、视野缺损,甚至失明。

  2)机制:Chiari 畸形合并脑积水可能压迫视神经或影响视神经的血供,导致视物障碍。

(6)听力下降

1)症状描述:患者可能出现听力下降,甚至耳聋。

2)机制:小脑扁桃体下疝可能压迫听神经或影响内耳的血供,导致听力下降。

(7)面部疼痛

1)症状描述:患者可能出现面部疼痛,类似三叉神经痛。

2)机制:小脑扁桃体下疝可能压迫三叉神经根,导致面部疼痛。

(8)自主神经功能紊乱

1)症状描述:患者可能出现多汗、心慌、血压波动等自主神经功能紊乱。

2)机制:延髓和脑干受压,影响自主神经中枢的功能,导致自主神经功能紊乱。

(9)精神症状

1)症状描述:患者可能出现焦虑、抑郁,甚至幻觉等精神症状。

2)机制:小脑扁桃体下疝可能影响大脑的情绪调节中枢,导致精神症状。

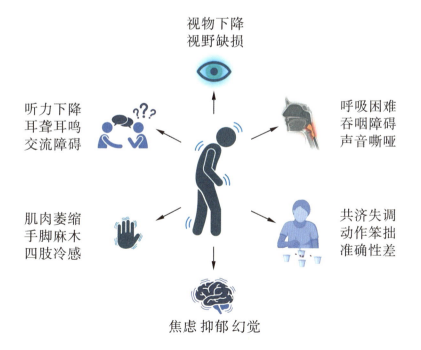

Chiari畸形引起的症状及临床表现

35 ▶ Chiari 畸形会导致头晕吗？

是的，Chiari 畸形会导致头晕，以下机制可能是导致头晕的原因。

（1）脑脊液循环障碍

Chiari 畸形导致小脑扁桃体下疝至枕骨大孔以下，压迫脑干和延髓，影响脑脊液的正常循环。这种脑脊液循环障碍可能导致颅内压的变化，进而引起头晕。患者可能会感到持续性或间歇性的头晕，尤其是在头部位置改变时（如从坐位到站立位）。

（2）脑干受压

小脑扁桃体下疝可能直接压迫脑干（如延髓），这些区域包含许多重要的神经核团和传导束，负责调节平衡和协调运动。患者可能会感到头晕、眩晕，甚至伴有共济失调（步态不稳、手足不协调）。

（3）前庭神经功能障碍

Chiari 畸形可能影响前庭神经的功能，而前庭神经负责感知头部位置和运动，维持平衡。患者可能会感到头晕、眩晕，尤其是在头部快速转动或改变位置时。

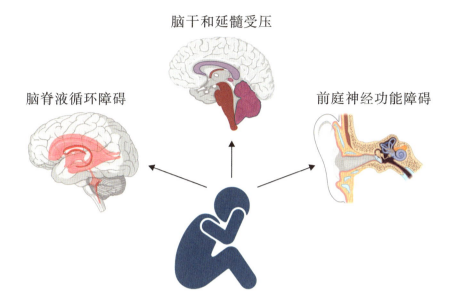

脑干和延髓受压

脑脊液循环障碍

前庭神经功能障碍

Chiari 畸形引起头晕的机制

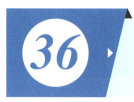

Chiari 畸形会引起手臂和腿部的麻木或无力吗？

是的，Chiari 畸形会引起手臂和腿部的麻木或无力，有以下几方面机制。

（1）脑干受压

Chiari 畸形导致小脑扁桃体下疝至枕骨大孔以下，压迫脑干，进而压迫脊髓，导致脊髓内压力增高，引起脊髓空洞症。患者可能会感到手臂和腿部的麻木、刺痛感，甚至无力。这些症状可能逐渐加重，影响患者的日常生活和运动能力。

（2）神经传导障碍

小脑扁桃体下疝可能影响脊髓内的神经传导束，导致神经信号传导受阻。患者可能会感到手臂和腿部的无力，甚至出现肌肉萎缩。这种无力可能在活动时加重，休息时减轻。

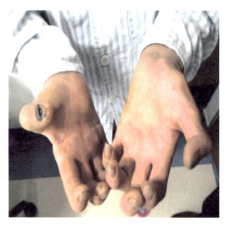

患者手掌骨间肌、大小鱼际肌均萎缩

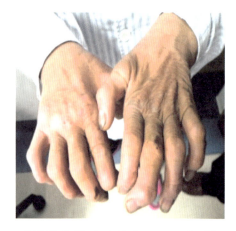

手指呈典型"爪形手"，双手不能拿捏重物，已丧失大部分生活能力

Chiari 畸形晚期患者手部畸形代表性图像

（3）自主神经功能障碍

Chiari 畸形可能影响自主神经功能,导致血管舒缩功能异常,影响肢体的血供。患者可能会感到手臂和腿部的冷感、麻木,甚至出现皮肤颜色改变。

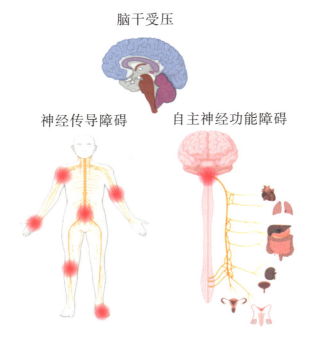

脑干受压

神经传导障碍　　　　自主神经功能障碍

Chiari 畸形引起手臂和腿部麻木或无力的机制

37 Chiari 畸形合并脊髓空洞症，为何部分患者空洞明显缩小但症状反而加重呢?

Chiari 畸形合并脊髓空洞症是一种复杂的神经解剖异常，个别患者可能会在治疗后出现 MRI 影像学空洞明显缩小但症状反而加重的情况。这种现象可能由多种机制引起，以下是一些可能的原因。

(1) 神经炎症和水肿

手术减压后，脊髓内的压力突然降低，可能导致局部神经炎症和水肿。这种炎症反应可能进一步压迫周围的神经组织，导致症状加重。患者可能会感到疼痛、麻木、无力等症状加重，尤其是在手术后的早期阶段。

(2) 神经修复中的不适感

手术减压后，脊髓内的神经组织开始修复，这一过程中可能会产生一些不适感。神经修复过程中，神经纤维的再生和重新连接可能会引起疼痛和感觉异常。患者可能会感到刺痛、烧灼感或电击样疼痛，这些症状可能在术后数周内逐渐减轻。

(3) 自主神经功能紊乱

Chiari 畸形和脊髓空洞症可能影响自主神经功能，导致血管舒缩功能异常。手术后，这种自主神经功能紊乱可能进一步加重，导致肢体血供不足，引起麻木和无力。患者可能会出现四肢冷感、麻木，甚至出现皮肤颜色改变。

(4) 心理因素

手术后的焦虑和紧张情绪可能影响患者的症状感知。心理因素可能导致患者对症状的敏感度增加，从而感觉症状加重。患者可能会感到术后症状明显加重，但影像学检查显示空洞已经缩小。

(5) 神经再生的滞后性

神经组织的修复和再生是一个缓慢的过程，可能需要数月甚至数年。在空洞缩小的初期,神经功能的恢复可能滞后,导致症状暂时加重。患者可能会在术后数月内逐渐感到症状减轻,但初期可能会感觉症状加重。

(6)其他潜在病变未解除

除了 Chiari 畸形和脊髓空洞症,患者可能还存在其他潜在的神经病变,如颈椎病、周围神经病变等。这些病变可能在手术后表现得更加明显。患者可能会感到术后症状加重,但影像学检查显示空洞已经缩小。

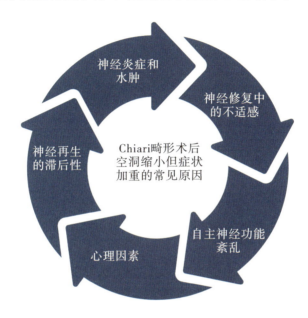

Chiari 畸形会引起精神症状吗？

少数 Chiari 畸形患者可能会出现精神症状，临床非常少见。需要指出的是，单纯因 Chiari 畸形引起的精神症状如恐慌发作、思维混乱等相当少见，务必与精神科医生及时会诊排除引起精神症状的其他疾病，以免误诊误治。Chiari 畸形引起的精神症状和可能机制如下。

（1）脑干受压

Chiari 畸形导致小脑扁桃体下疝至枕骨大孔以下，可能压迫脑干。这些区域包含许多重要的神经核团和传导束，负责调节情绪和自主神经功能。患者可能会出现焦虑、抑郁、情绪波动等精神症状。

（2）自主神经功能紊乱

Chiari 畸形可能影响自主神经功能，导致心血管、消化系统等多系统的功能紊乱，进而影响情绪和精神状态。患者可能会出现心慌、多汗、血压波动等自主神经功能紊乱，这些症状可能进一步加重焦虑和抑郁情绪。

（3）脑脊液循环障碍

Chiari 畸形导致脑脊液循环障碍，可能引起颅内压的变化，影响大脑的正常功能。患者可能会出现头痛、头晕、疲劳等不适，这些症状可能进一步影响情绪和精神状态。

（4）慢性疼痛

Chiari 畸形常伴有慢性头痛、颈部疼痛和肢体麻木等症状，长期的疼痛可能导致患者出现焦虑、抑郁等精神症状。患者可能会因为长期的疼痛而感到情绪低落、焦虑不安，甚至出现睡眠障碍。

（5）认知功能障碍

Chiari 畸形可能影响大脑的认知功能，导致注意力不集中、记忆力减退等认知障碍,这些认知障碍可能进一步影响患者的情绪和精神状态。患者可能会感到思维迟缓、注意力不集中,甚至出现记忆力减退,这些症状可能进一步加重焦虑和抑郁情绪。

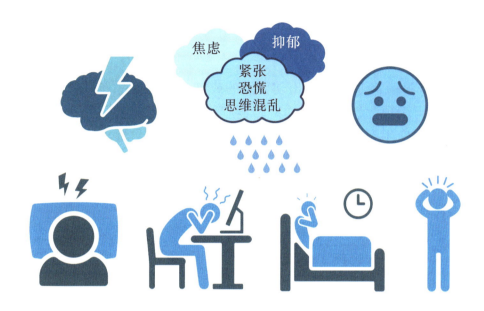

Chiari 畸形引起的常见精神症状

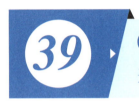

Chiari 畸形患者的哪些突发临床表现需要急诊处理？

极少数 Chiari 畸形患者会出现突发的或加重的神经系统功能障碍。这些突发的症状可表现为感觉运动功能障碍、呼吸功能障碍甚至死亡。目前对这种突发症状的发生率仍未可知，但在过去的 40 年里，文献报道的此类病例越来越多，根据这些结果推测，儿童和男性患者可能更易出现突发的神经系统功能障碍。如果有以下症状需及时处理。

（1）突发的意识模糊、昏迷、呼吸困难、呼吸窘迫、脑神经功能障碍（如声音嘶哑、吞咽困难和咳嗽反射丧失）或心律不齐等。这可能是由脑干受到压迫导致的。脊髓空洞症病例中，膈神经功能障碍引起的膈肌麻痹也可能导致呼吸窘迫。

（2）伴随脊髓变形或脊髓麻痹的患者，可能会发生突然的四肢无力或麻木、失去平衡、急性尿潴留。

（3）视物障碍、急性头痛，尤其伴随呕吐，是颅内压增高的表现。

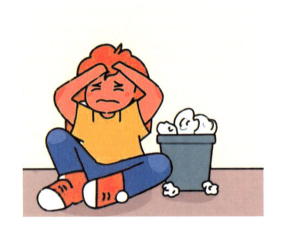

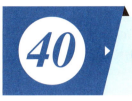

Chiari 畸形的常见辅助检查有哪些？

（1）MRI

MRI 能够清晰显示小脑扁桃体的位置、形态以及与枕骨大孔的关系，还可观察到脊髓空洞症、脑积水等合并症，因此颅颈交界区 MRI 扫描是 Chiari 畸形影像学诊断的首选检查。MRI 不仅能够帮助医生对 Chiari 畸形患者做出精确的诊断，也有助于帮助医生对 Chiari 畸形的严重程度做出判断。此外 MRI 已经逐步应用于胎儿神经系统畸形的妊娠期筛查，其诊断准确性及可靠性已得到产科及神经外科学者的肯定，并列入产前胎儿畸形筛查指南。一般认为 1.5T 的 MRI 对整个妊娠期的胎儿都是安全的，没有任何致畸或发育异常的风险；在妊娠中期的扫描采集通常在妊娠 22 周后，此时胎儿体积增大、运动减弱，可获得理想质量的图像。

（2）CT

CT 是医生进一步检测颅底骨质畸形（例如颅底凹陷、寰枕融合和寰枢关节脱位等）的首选检查。术前三维 CT（3D-CT）重建和骨窗扫描可以精确显示骨骼结构，帮助医生更好地规划手术方案，对于评估手术安全性至关重要。此外，头颈部 CT 目前作为常规体检项目，也在一定程度上增加了人群 Chiari 畸形检出率。

（3）X 射线

X 射线平片可以看到与 Chiari 畸形相关的骨质异常，如短斜坡、颅底凹陷、扁平颅底；动力位 X 射线可以动态观察寰枢关节有无脱位及脱位程度；特发性脊柱侧弯的青少年可以在融合平片上进行脊柱侧弯的具体评估，有助于确定脊柱侧弯进展的可能性。

（4）MR 脑脊液流动成像

MR 脑脊液流动成像是评估 Chiari 畸形患者合并脑积水、脊髓空洞症的重要检查手段,尤其对判断脑积水类型至关重要。磁共振相位对比成像结合心电门控磁共振成像,可对脑脊液流经枕骨大孔有无循环障碍进行分析和精准评估,计算每搏输出量、平均速度以及心脏收缩期和心脏舒张期中的脑脊液峰值流速。医生可通过这些数据研究脑脊液循环障碍与脊髓空洞形成的关系,并评估手术治疗效果。

（5）其他检查

医生可能还会根据 Chiari 畸形患者的个人具体情况开具以下检查,如伴有呼吸暂停需行多导睡眠图描记;新生儿疑似伴脊髓脊膜膨出可行超声检查;吞咽障碍合并反流的吸入性肺炎患者建议行吞咽功能检查、喉镜检查等。

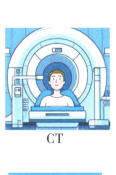

CT

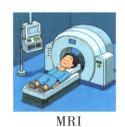

MRI

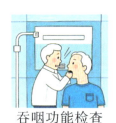

吞咽功能检查

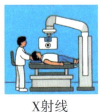

X射线

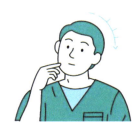

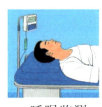

睡眠监测

Chiari 畸形患者可以进行的检查

第三章

Chiari 畸形患者的诊断与检查

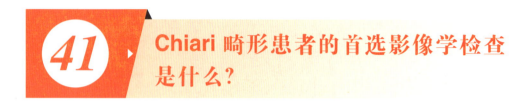

41 ▶ Chiari 畸形患者的首选影像学检查是什么？

Chiari 畸形患者的首选影像学检查是 MRI。MRI 具有以下优势。

（1）清晰显示解剖结构

MRI 能够清晰地显示小脑扁桃体的位置、形态以及与枕骨大孔的关系，还能观察到第四脑室、延髓等结构的移位情况。

（2）诊断准确性高

MRI 是目前诊断 Chiari 畸形最准确、清晰、直观的方法。小脑扁桃体下极位于枕骨大孔平面以下 3 毫米为可疑，5 毫米或以上则可确诊。

（3）全面评估并发症

MRI 不仅可以诊断 Chiari 畸形本身，还能同时评估合并的脊髓空洞症、脑积水等并发症。

（4）无辐射风险

与 CT 相比，MRI 没有辐射暴露的风险，更适合用于需要多次检查的患者。

因此，MRI 是诊断 Chiari 畸形的首选影像学检查方法，能够为临床诊断和治疗提供重要的依据。

需要特别指出的是，Chiari 畸形患者的 MRI 检查部位是颅颈交界区而非头部。另外，一旦发现 Chiari 畸形患者合并脊髓空洞症，建议做颈椎+胸椎+腰椎全节段脊髓扫描而非仅行颈椎 MRI 检查，以明确脊髓空洞的大小、长短等。

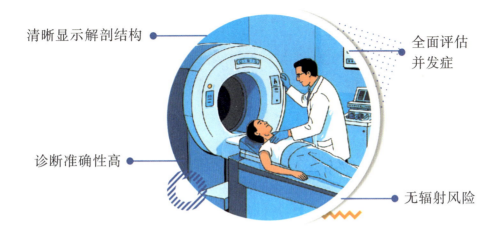

清晰显示解剖结构

全面评估
并发症

诊断准确性高

无辐射风险

Chiari 患者 MRI 检查的独特优势

脑脊液流体动力学的评估在 Chiari 畸形诊断中重要吗?

脑脊液流体动力学的评估在 Chiari 畸形的诊断中具有重要意义,主要是采用磁共振相位对比电影成像(phase contrast cine magnetic resonance imaging,PC-MRI)。以下是具体体现。

(1)帮助明确诊断

1)识别脑脊液循环障碍:Chiari 畸形患者常因小脑扁桃体下疝导致枕骨大孔区域脑脊液循环受阻,通过 PC-MRI 等技术可以动态观察脑脊液流动情况,发现流速增加、流量减少等异常。例如,正常人枕骨大孔处脑脊液的收缩期平均流速为 2.4 厘米/秒,而 Chiari 畸形患者流速明显增加。

2)与形态学改变相结合:脑脊液流体动力学的改变与 Chiari 畸形的形态学特征密切相关。研究发现,合并脊髓空洞症的 Chiari 畸形患者颅颈交界区脑脊液平均流速更快。因此,将脑脊液流体动力学评估与小脑扁桃体下疝程度、颅后窝容积等形态学指标结合,有助于更全面地评估病情。

(2)指导治疗决策

1)判断手术适应证:脑脊液流体动力学评估可以帮助判断患者是否需要手术。如果术前患者脑脊液流速显著增快或流量明显减少,提示脑脊液循环障碍严重,可能需要手术干预。

2)选择手术方式:根据脑脊液流体动力学的改变,选择合适的手术方式。例如,如果术前发现第四脑室出口或闩部有假膜阻塞脑脊液循环,或术中超声发现脑脊液流速异常,可考虑进行硬膜下减压或硬脑膜扩张成形术,以改善脑脊液循环梗阻。

(3)评估手术效果

1)术后随访的重要指标:术后通过脑脊液流体动力学评估可以判断手术是否有效。研究显示,手术后患者枕骨大孔处脑脊液流速明显下降,流量增加,提示脑脊液循环得到改善。

2）发现潜在问题:术后脑脊液流体动力学评估还可以发现潜在问题,如脑脊液漏、蛛网膜粘连等,以便及时进行干预。

（4）提高诊断准确性

1）减少误诊和漏诊:脑脊液流体动力学评估可以补充形态学检查的不足,避免因单纯依靠小脑扁桃体下疝程度等形态学指标而导致的误诊或漏诊。

2）与其他疾病鉴别:通过脑脊液流体动力学的改变,可以与其他神经系统疾病(如脊髓肿瘤、脊髓炎等)进行鉴别诊断。

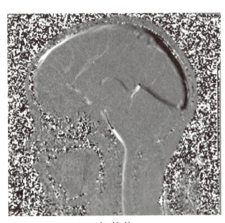
矢状位

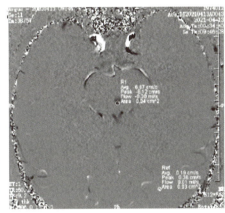
轴位

MRI 脑脊液流体动力学代表性影像

脑脊液流体动力学的评估是通过相位对比磁共振电影成像获得,即一个心动周期内脑脊液呈渐明渐暗的循环变化,包括矢状位 MRI 图像和轴位 MRI 图像,当脑脊液流动方向与 PC 序列流速编码方向相同时(由头到脚)呈高信号,相反时(由脚到头)呈低信号,信号强度可反映流速快慢。

总之,脑脊液流体动力学评估是 Chiari 畸形诊断和治疗中不可或缺的一部分,能够为临床医生提供重要的参考依据。

Chiari 畸形容易被误诊为哪些疾病呢？

Chiari 畸形患者的临床表现复杂多样，且部分症状与其他疾病的症状相似，因此容易被误诊。常见的误诊疾病包括以下几种。

（1）颈椎病或腰椎病

Chiari 畸形患者可能出现颈部疼痛、肢体无力、感觉异常等症状，这些症状与颈椎病或者腰椎病相似，容易导致误诊。

（2）头痛或头晕症

Chiari 畸形患者可有长期的头痛或者头晕症状，在未进行相关影像学检查时，有时可能被误诊为紧张性头痛、偏头痛、眩晕症等单纯性头痛或者头晕症。

（3）脑积水

Chiari 畸形患者有可能同时合并脑积水，部分患者可能因脑积水的症状（如头痛、呕吐、步态不稳等）而被误诊为单纯脑积水。

（4）关节炎

Chiari 畸形合并脊髓空洞症时，患者可能出现肢体无力、肢体关节疼痛、感觉分离、肌肉萎缩甚至关节变形等症状，这些症状与关节炎症状相似，容易导致误诊。

（5）颅底凹陷症

Chiari 畸形与颅底凹陷症在临床表现和影像学特征上存在一些相似特征，颅底凹陷症患者可合并 Chiari 畸形或脊髓空洞症，若未全面评估，则容易被误诊为单纯的颅底凹陷症。

（6）其他神经系统疾病

Chiari 畸形患者可能出现共济失调、眼球震颤等神经系统症状，这些症状可能与其他神经系统疾病(如小脑肿瘤、前庭神经炎等)相似,从而导致误诊。

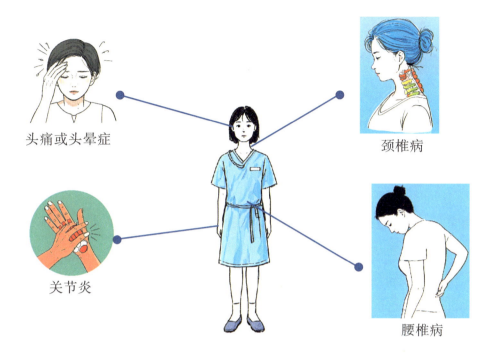

头痛或头晕症

颈椎病

关节炎

腰椎病

Chiari 畸形易误诊疾病

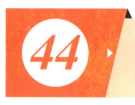

神经科医生会对 Chiari 畸形患者进行哪些体格检查呢？

对于 Chiari 畸形患者，神经科医生通常会进行一系列体格检查，以评估患者的神经系统功能并辅助诊断。以下是常见的体格检查内容。

（1）一般检查

指常规检查，包括观察患者有无后发际线低、短脖畸形、肌肉萎缩、"沙尔科关节"等。

（2）神经系统检查

1）脑神经检查：评估脑神经功能，包括视力、视野、眼肌运动、面部感觉、面神经功能、听力、咽反射等。

2）运动系统检查

①肌力：检查四肢肌力尤其手部小肌肉（骨间肌和鱼际肌）有无肌肉萎缩、无力，评估是否存在肌力减退。

②肌张力：检查肌张力是否正常，是否存在痉挛。

③共济运动：通过指鼻试验、跟–膝–胫试验等评估小脑功能。

3）感觉系统检查

①浅感觉：检查触觉、痛觉和温度觉，重点检查有无痛、温觉减退或消失，是否存在感觉分离。

②深感觉：检查位置觉、运动觉和振动觉。

4）反射检查

①深反射：检查肱二头肌反射、膝反射等。

②病理反射：如巴宾斯基征等，提示锥体束受损。

5）自主神经功能检查：评估有无皮肤营养障碍、皮肤溃疡迁延不愈、神经源性膀胱及大小便功能障碍。

（3）特殊检查

1）脑膜刺激征：检查颈强直、克尼格征、布鲁津斯基征等。

2）步态和姿势检查：观察患者的步态是否正常，是否存在共济失调。

（4）临床症状评估

1）头痛：评估头痛的性质、部位和诱发因素（如咳嗽、做 Valsalva 动作等）。

2）脊髓受压症状：检查是否存在由脊髓空洞症引起的肌肉萎缩、感觉障碍或运动障碍。

这些体格检查有助于全面评估 Chiari 畸形患者的神经系统功能，为诊断和治疗提供重要依据。

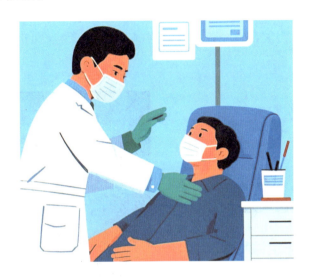

45 初步诊断考虑为 Chiari 畸形的患者做完 CT 检查,能否不做 MRI 检查?

建议加做 MRI 检查,MRI 仍然是诊断 Chiari 畸形的金标准。虽然 CT 能辅助筛查 Chiari 畸形,但是 MRI 能够清晰显示小脑扁桃体下移程度及是否有脊髓脊膜膨出等其他相关畸形,有利于医生对病情进行全面准确的评估,让手术更安全。

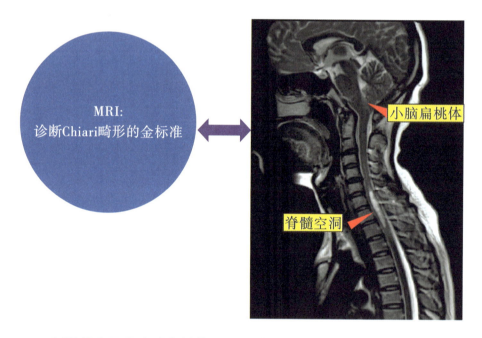

MRI 检查可见小脑扁桃体下疝超过枕骨大孔连线 5.5 毫米伴 C_7 ~ T_2 脊髓空洞

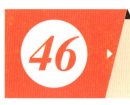

Chiari 畸形和类风湿关节炎怎么区分呢?

Chiari 畸形合并脊髓空洞症时,患者可表现为肢体麻木、无力、疼痛,肌肉萎缩,关节变形等,这些症状和颈椎类风湿关节炎症状相似,需要通过临床表现及影像学检查进行鉴别。鉴别要点如下。

(1)类风湿关节炎是一种慢性自身免疫性疾病,主要病理改变是关节的滑膜炎症,最常表现为对称性、多关节受累,导致关节积液及周围软组织肿胀,该病以手足病变最为常见,病情严重时可累及颈椎。而 Chiari 畸形通常累及一侧肘关节或肩关节等为主的"沙尔科关节",病理机制系因神经营养障碍导致的关节病变。

(2)类风湿关节炎在 X 射线及 CT 上表现为骨质破坏,MRI 可见脊髓因骨质和软组织增生而移位。Chiari 畸形通常无骨质破坏,MRI 可见小脑扁桃体下移疝入椎管。

Chiari 畸形和类风湿关节炎鉴别诊断

鉴别点	Chiari 畸形	类风湿关节炎
常见发病年龄	儿童发病高峰为 8 岁,成人发病高峰为 41 岁	35~50 岁
临床表现	肢体麻木、无力、疼痛,肌肉萎缩,关节变形	晨僵、关节疼痛、关节畸形、肢体无力
X 射线、CT、MRI 特点	小脑扁桃体下移疝入椎管	关节组织疏松、关节变窄、虫蚀样改变,晚期脊髓因骨质和软组织增生而移位
骨质破坏	通常无	有
关节累及类型	一侧肘关节或肩关节	对称性多关节受累
类风湿结节	无	有

除了常见检查, 疑似 Chiari 畸形还需要做哪些特殊的检查?

最常见的特殊检查包括两种:a. 若 Chiari 畸形患者合并脊髓空洞症,建议加做 PC-MRI。PC-MRI 是评估枕骨大孔区域脑脊液循环通路是否存在梗阻的关键工具,是 Chiari 畸形患者合并脑积水以及脊髓空洞的重要检查手段。b. 若 Chiari 畸形患者合并寰枢关节脱位,单纯枕下减压术极有可能导致颅颈连接不稳并发症的发生,此类患者除常规行颅颈交界区 64 排 CT 检查+三维重建外,务必加做 64 排 CTA 检查以评估椎动脉的走行以及是否存在解剖变异,以免在行枕颈融合内固定术置入钉棒时损伤椎动脉造成灾难性大出血而危及患者生命。

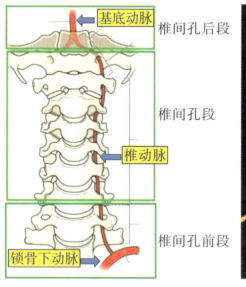

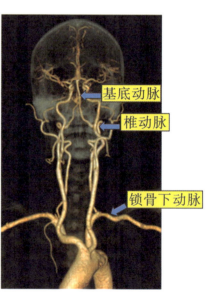

Chiari 畸形患者 CTA 检查

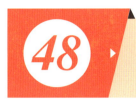

医生如何诊断 Chiari 畸形？

通过临床表现和辅助检查即可确诊是否为 Chiari 畸形。

（1）临床表现

患者可表现为头晕、枕颈部及肩部疼痛不适、肢体痛温觉减退、肌肉萎缩（以大、小鱼际肌萎缩最为常见）、肌力下降、共济失调（主要表现为行走不稳），重者出现饮水呛咳、吞咽困难等。

（2）辅助检查

CT 和 MRI 检查能明确诊断。尤其 MRI 检查可帮助医生判断小脑扁桃体下疝程度，是否合并脑积水、脊髓脊膜膨出、颅底凹陷、颈椎畸形、小脑发育不良等。

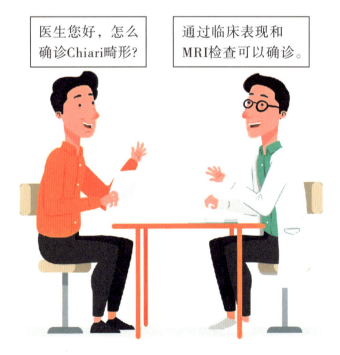

怀疑得了 Chiari 畸形,应该去哪个科诊断和治疗?

当患者出现本书前述所列出的 Chiari 畸形相关临床症状,怀疑自己患有 Chiari 畸形时,应该到神经外科进一步诊治。因为 Chiari 畸形属于先天性畸形,只有通过外科手术矫正才能彻底治愈。

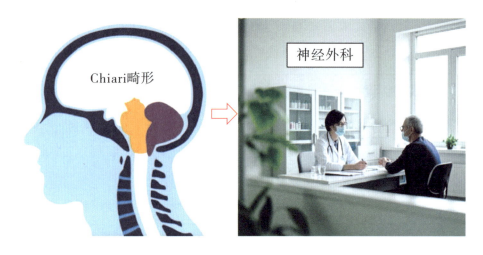

50 ▶ Chiari 畸形和纤维肌痛引起的疼痛如何鉴别？

Chiari 畸形和纤维肌痛引起的疼痛可通过以下方式鉴别。

（1）Chiari 畸形

枕颈部疼痛是 Chiari 畸形患者最常见的临床表现，疼痛常常会因咳嗽、打喷嚏或排便而加重或恶化，其他疼痛包括肩膀、后背、胸部和四肢的非根性疼痛。也可以有手臂麻木、肌肉无力等神经症状。通过 MRI 检查可以观察到小脑扁桃体的下垂，以及可能的脊髓受压表现。

（2）纤维肌痛

纤维肌痛的特征是慢性疼痛，伴有广泛的肌肉疼痛、全身疲劳、睡眠障碍和神经紊乱。通常采用 1990 年美国风湿病学会分类标准诊断。这一标准包括慢性、广泛性疼痛至少 3 个月，18 个压痛点中至少有 11 个部位疼痛。患者经常有肌肉和关节引起的异位痛和痛觉过敏。常见的疼痛部位包括颈部背部、肩膀、骨盆和手，以及其他可能涉及的部位。这些患者缺乏影像学异常表现，诊断通常是基于症状和触发点的检查。

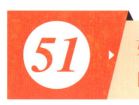

如何判断 Chiari 畸形患者术前病情的严重程度？

Greenberg 提出的 Chiari 畸形严重指数（Chiari severity index，CSI）是评估 Chiari 畸形患者术前病情严重程度的一个重要工具。根据是否存在>6.0 毫米的脊髓空洞有两种神经影像学分级。通过将两个指标合并评估，可以将所有患者在术前分为 3 个等级，预计患者改善率从 83%（1 级）到 45%（3 级）。CSI 可用于在手术前为患者提供咨询，并可以在手术效果试验中对患者进行分层。

临床分级	临床表现/症状
1	经典的 Chiari 头痛 难以定位的头痛
2	额颞部头痛 没有头痛
3	脊髓症状

神经影像分级	影像发现
A	脊髓空洞<6.0 毫米 无脊髓空洞
B	脊髓空洞>6.0 毫米

神经影像分级	临床分级		
	1	2	3
A	CSI 1	CSI 2	CSI 2
B	CSI 1	CSI 3	CSI 3

Chiari 畸形 CSI 分层

Chiari 畸形婴幼儿和儿童如何早发现?

(1)观察症状

1)头痛:虽然婴幼儿不能明确表达头痛,但家长可以留意他们是否出现异常的哭闹、烦躁或抵抗触碰头部等表现。

2)颈部疼痛或僵硬:儿童可能表现为头部保持特定姿势(如低头或转头)或颈部运动受限,出现颈部僵硬。

3)运动协调问题:儿童可能出现步态不稳、跌倒频繁、肌肉无力或运动协调困难的情况。

4)吞咽困难:婴幼儿可能表现为吮乳困难、吸吮无力,或者吞咽时感到不适。

5)呼吸问题:特别是睡眠中出现呼吸暂停、喘息或打鼾等。

6)反应迟钝或神经系统异常:如眼球震颤(眼球不自主的快速摆动)、视物模糊、瞳孔对光反应迟钝等。

7)生长发育迟缓:如果发现自家儿童的运动发育或语言发育比同龄儿童慢,可能需要进一步评估是否有神经系统的异常。

(2)神经系统评估和体检

1)神经系统检查:儿童的神经系统检查可以帮助发现 Chiari 畸形的线索。医生可能会进行眼底检查、肌肉力量测试、反射测试等,以评估是否存在神经系统功能障碍。

2)头颅形态变化:有些患儿可能表现出颅骨发育异常,例如头部过大,或在婴幼儿时期存在异常的头颅生长速度。

(3)影像学检查

1)MRI:MRI 是诊断 Chiari 畸形最可靠的影像学检查方法,能够显示小脑扁桃体的下移程度及其是否压迫到脊髓。对于有症状的 Chiari 畸形患儿,尤其是疑似有神经系统功能受损的患儿,MRI 检查是非常必要的。

2)CT:虽然 MRI 是首选,但在某些情况下,CT 也可用于评估颅骨和其他骨质畸形如合并寰枢关节脱位,但其对于 Chiari 畸形的诊断敏感度较低。

（4）家族史和早期筛查

1)如果有 Chiari 畸形的家族史,尤其是家族中有类似症状的成员,医生会更加关注婴幼儿是否存在相同的症状并进行筛查。

2)对于早产儿或出生时存在某些脑部发育异常的儿童,应该特别留意其是否有 Chiari 畸形的迹象。

（5）发育评估

1)如果儿童有早期的发育问题,尤其是肌肉控制、平衡和协调方面的问题,应考虑行进一步的神经系统评估。

2)其他异常行为,如频繁的呕吐、情绪异常或注意力下降,也可能是 Chiari 畸形的潜在症状。

（6）及时与医生沟通

如果家长对孩子的发育、行为或健康有任何担忧,及时咨询神经外科医生,进行详细评估和必要的检查。

第四章

Chiari 畸形患者的治疗

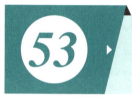

Chiari 畸形的常见治疗方法有哪些?

（1）非手术治疗

1）随访观察：无症状患者定期随访观察，动态复查 MRI，避免剧烈运动和颈部外伤。

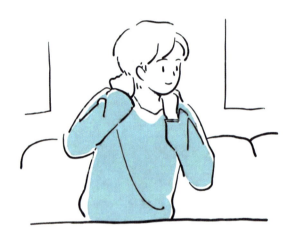

Chiari 畸形患者避免剧烈运动和颈部外伤

2）对症治疗：头痛者应用镇痛药物对症治疗（如布洛芬），有吞咽或呼吸障碍则给予呼吸训练、康复治疗。

（2）手术治疗

主要有颅后窝枕下减压术、硬脑膜成形术、脊髓空洞–蛛网膜下腔分流术、脊柱侧弯矫形术、脊髓脊膜膨出修复术等。

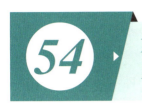

54 ▸ 不同分型的 Chiari 畸形，手术方式一样吗？

　　根据临床症状及影像学检查，Chiari 畸形的手术方式是不一样的，一定要个体化治疗。手术方式主要有如下几种。

　　（1）颅后窝骨性减压，骨性"扩容"：将颅后窝骨质及寰椎后弓咬除。

　　（2）硬膜扩大成形：变"紧身衣"为"宽松装"，硬膜"扩容"，剪除增厚的寰枕筋膜，减张缝合硬膜。

　　（3）切除或电凝部分下疝的小脑扁桃体，去除梗阻粘连的"蜘蛛网"，打通"水循环"。

　　（4）寰枕融合内固定：将颅骨和颈椎连为一体，适用于颅颈连接不稳、寰枢关节脱位患者。

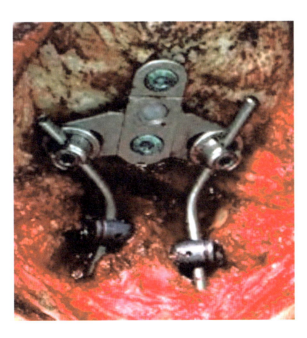

Chiari 畸形合并寰枢关节脱位一期行枕下减压术+钉棒内固定术

（5）V–P 分流或第三脑室造瘘，适用于 Chiari 畸形合并脑积水患者。

（6）如果合并脊柱侧弯，需要联合骨科行矫正手术。

（7）若为继发性 Chiari 畸形，应切除原发病灶。

（8）有脊髓脊膜膨出，则行脊柱裂修复术。

（9）针对严重脊髓空洞者，经枕下减压术后空洞仍进行性增大或空洞相关临床症状恶化，建议行脊髓空洞–蛛网膜下腔分流术。

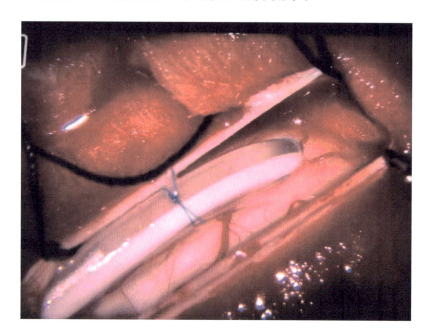

Chiari 畸形患者行脊髓空洞–蛛网膜下腔分流术

55 ▶ **Chiari 畸形必须手术治疗吗？**

（1）Chiari **畸形** Ⅰ **型**

无症状患者，50%～70% 不必手术，仅需定期严密随访。有症状患者建议采用多模态神经影像学评估后采取个体化精准手术干预。

（2）Chiari **畸形** Ⅱ **型**

需要早期手术修复脊柱裂和脑积水，手术率近 100%。

（3）Chiari **畸形** Ⅲ、Ⅳ **型**

罕见且严重，通常需要多学科联合手术，预后极差。

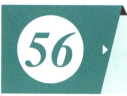

56 Chiari 畸形的保守治疗有哪些?

(1) 药物对症治疗

对于头痛、肌肉痉挛或疼痛,可给予镇痛解痉药物对症治疗;对于肌肉萎缩、感觉减退等症状,可以给予营养神经药物治疗。

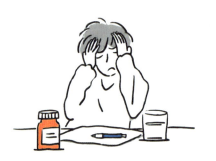

(2) 康复锻炼

患者需进行呼吸训练,佩戴颈托,避免剧烈运动或颈部推拿。

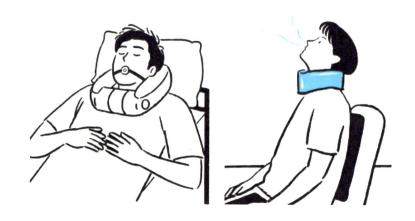

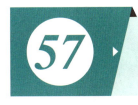

Chiari 畸形术后常见并发症有哪些？

Chairi 畸形手术常见并发症一般分为 4 类:手术相关并发症、与疾病进展相关的并发症、全身性并发症、远期并发症。

（1）手术相关并发症

1）脑积水:发生率为 1%～18%,其原因可能有以下几种。

①术前存在脑脊液循环障碍,术后因为蛛网膜下腔出血或无菌性脑膜炎刺激,导致脑积水加重。

②术后因为第四脑室出口粘连,导致脑积水形成。

③枕骨减压窗过大,使得部分小脑组织通过减压窗下垂而阻塞脑脊液循环通路引起脑积水。一旦确定脑积水形成,须及时评估处理,必要时行脑室外引流术或脑室腹腔分流术。

2）假性脑膜膨出和脑脊液漏:假性脑膜膨出是 Chiari 畸形术后最常发生的并发症,常见原因为术中硬脑膜缝合不严密或术后呕吐、哭闹、剧烈咳嗽引起脑脊液持续从硬脑膜渗出,积聚于手术腔隙。主要表现为手术区域持续性胀痛,局部触诊有压痛和波动感、发热等症状。处理措施包括腰大池引流、局部加压包扎、二次手术修补漏口等。

3）无菌性脑膜炎:原因为血性脑脊液刺激、人工硬脑膜和生物蛋白胶应用等,可有头痛、发热等症状。处理措施为腰椎穿刺术或腰大池引流术,若合并细菌感染应给予抗生素治疗。

4）颅内出血:是 Chiari 畸形术后的严重并发症,包括手术区域局部出血或幕上远隔部位出血。原因可能为局部渗血或脑组织挫伤出血或幕上桥血管撕裂。表现为头痛、呕吐甚至昏迷,一旦怀疑术后出血应及时复查头部 CT,了解出血位置和出血量。处理措施包括药物保守治疗,必要时急诊开颅手术等。

5）神经功能损伤:原因可能为直接或间接损伤到脑干、小脑或者脑神经,出现吞咽困难、声音嘶哑、肢体无力或感觉异常、共济失调（行走不稳）。处理措施为药物治疗、留置鼻胃管、康复治疗。

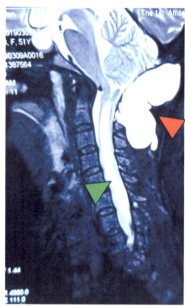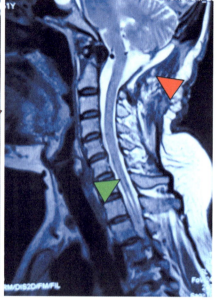

Chiari 畸形术后 MRI 对比

左图 MRI 为 Chiari 畸形术后出现假性脑膜膨出并发症（红色箭头），脊髓空洞未见缩小（绿色箭头）。右图 MRI 为经翻修手术后，显示假性脑膜膨出消失（红色箭头），脊髓空洞明显缩小（绿色箭头）。

（2）疾病进展相关并发症

1）脊髓空洞加重或复发：原因为减压不充分或脑脊液流体动力学改善不佳。处理措施为二次手术或行脊髓空洞-蛛网膜下腔分流术。

2）小脑下垂：枕骨减压窗过大，硬脑膜扩大缝合后，因重力作用导致小脑半球向下移位，表现为头晕、行走不稳、眼球震颤、精细活动障碍等。处理措施为行颅骨修补术。

（3）全身性并发症

1）头痛：可能与脑脊液压力变化或体位变动相关，可给予镇痛药物或调整体位。

2）呼吸功能障碍：脑干受压或者损失可能导致呼吸中枢抑制，需呼吸机辅助呼吸。

3）深静脉血栓形成或肺栓塞：术后高凝状态加上长期卧床可能导致深静

脉血栓形成,术前基因筛查、术后凝血功能检测和床旁超声可明确,给予抗凝药物或者介入置放滤器,防止血栓脱落导致肺栓塞而危及生命。

（4）远期并发症

1）颅颈交界区不稳:主要表现为枕后疼痛、僵硬、活动受限、行走不稳、四肢无力、肢体麻木甚至呼吸、循环功能障碍。一旦出现相关症状应及时检查评估,必要时手术行内固定术。

2）症状缓解不理想:部分患者长期存在头痛或肢体麻木等,需结合康复治疗缓解。

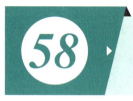

Chiari 畸形合并脑积水，应该优先处理哪种疾病？

Chiari 畸形Ⅰ型合并脑积水的发生率为 0 ~ 9.6% ，需遵循患者具体的临床症状和影像学检查结果，综合制订个体化治疗方案。

（1）若患者表现为头痛、呕吐、视神经盘水肿及头围增大等颅内压增高症状，首先治疗脑积水，对于颅内压得到有效降低后症状仍不缓解的患儿可行颅后窝减压术。手术方式一般为脑室−腹腔分流术和神经内镜下第三脑室底造瘘术。

（2）若患者脑脊液流体动力学评估显示系第四脑室流出道梗阻导致脑积水而无颅内压增高表现，此类患者应优先行颅后窝减压术，梗阻性脑积水通常随之好转。

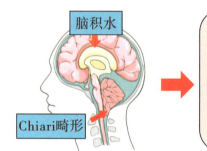

1.Chiari 畸形合并脑积水表现为头痛、呕吐、视神经盘水肿及头围增大等颅高压症状者，优先处理脑积水

2.脑脊液流体动力学评估显示第四脑室流出道梗阻引起继发脑积水者，优先行枕下减压术

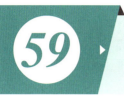

59 ▶ Chiari 畸形合并脊柱侧弯,应优先处理哪种疾病?

脊柱侧弯在 Chiari 畸形患者中常见。脊柱侧弯发展缓慢,患者表现为身材矮小、双肩不平、两侧肩胛骨不对称、胸廓不对称、弯腰时两侧不对称等。病情严重者可能出现心脏和肺部压迫症状,如容易疲劳、运动后呼吸困难;压迫神经时可出现肢体无力、麻木和大小便异常。

Chiari 畸形合并脊柱侧弯的患者往往合并脊髓空洞症,一般在治疗脊柱侧弯之前优先行枕下减压术:由于小脑扁桃体下疝脊髓压力增高,在侧弯矫形过程中脊髓容易受到牵拉压迫;扩大的脊髓空洞压迫脊髓致使脊髓血供减少,在侧弯矫形过程中脊髓容易发生缺血性坏死;对于年龄小于 10 岁、Cobb 角<40°的患儿,单纯性枕下减压常能使脊柱侧弯好转或消失。

对有神经系统症状的 Chiari 畸形合并脊髓空洞和脊柱侧弯患者,一般先行枕下减压术,术后 3~6 个月再二期行脊柱侧弯矫正术;对神经系统无症状的 Chiari 畸形合并脊髓空洞患者,如果脊柱侧弯进行性加重(如 Cobb 角>40°),肺功能恶化,渐进性或疼痛性畸形,亦可单纯先行脊柱矫形手术。

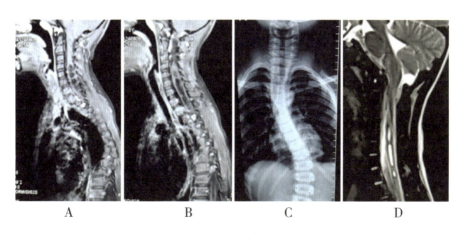

A　　　　　　B　　　　　　C　　　　　　D

A. 矢状位 MRI 显示小脑扁桃体下疝;B. 矢状位 MRI 显示小脑扁桃体下疝合并脊髓空洞;C. X 射线显示脊柱侧弯;D. 单纯行枕下减压术后患儿脊髓空洞明显缩小。
Chiari 畸形合并脊柱侧弯代表性患者(8 岁女性)影像

60 ▶ Chiari 畸形患者在手术治疗前需要进行哪些准备工作?

Chiari 畸形患者在手术前的准备工作需要全面且细致,以确保手术顺利进行和术后恢复。分为以下几个关键方面。

(1) 医学准备

1) 完善术前检查:包括影像学检查、血液检查和神经功能检查。

2) 平时药物的准备:如术前 1 周停用抗凝药(阿司匹林、华法林)或非甾体抗炎药;控制高血压、糖尿病,确保血糖、血压稳定。

3) 其他准备:戒烟、戒酒,降低感染和血栓风险。

(2) 生活安排

1) 请假与陪护:与单位协商病假(通常需 4～8 周恢复期),安排家属或护工全程陪护,尤其是术后前 3 天。

2) 居家环境调整

① 安全措施:浴室加防滑垫、床边安装扶手,减少跌倒风险。

② 便利用品:准备宽松前开扣衣物、吸管杯、软枕(保护颈部)。

3) 物资准备:准备颈托(如需固定)、电子体温计、便盆等术后用品。备好医保卡、身份证、既往病历及影像资料。

(3) 心理与沟通

1) 医患沟通:与主刀医生详细讨论手术方案(如颅后窝减压术)、可能风险及预期效果。在签署知情同意书前,确保所有疑问得到解答。

2) 心理调适:借助心理医生缓解焦虑情绪。

(4) 经济准备

费用预估包括手术费用、后期药物费用和康复费用。

（5）术前准备事项

通常在手术前12小时禁食,8小时禁水。注意个人卫生,如彻底洗澡,尤其清洁手术部位(后颈或头部),避免使用护肤品。提前调整作息,必要时遵医嘱服用助眠药物。

（6）术后康复规划

1）了解康复内容:提前了解康复训练内容(如颈部活动度练习),预约康复科随访。

2）规划饮食:术后初期以流质或软食为主,减少咀嚼带来的颈部压力。

3）交通安排:术后出院时需家人接送,避免自行驾车或乘坐颠簸的交通工具。

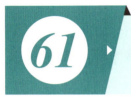

Chiari 畸形术后有哪些注意事项?

(1)术后伤口管理

保持手术切口清洁、干燥是预防感染的核心原则。每日观察敷料状态,若发现渗血、渗液(即使微量),需立即报告医疗团队。携带引流装置时,需维持管道平直通畅,避免折叠受压。建议使用记录表定时监测引流液特征:颜色(透明、淡红)、24 小时引流量(精确至毫升)、性状(稀薄、浑浊、黏稠、含絮状物)。这些客观数据直接影响治疗方案调整。

(2)生命体征监测规范

医疗团队将通过多参数监护仪持续追踪四大核心指标:体温(反映感染风险)、血压(评估循环状态)、心率(监测心脏负荷)、呼吸频率(观察肺功能)。患者需主动反馈以下异常症状:神经系统症状(如头痛分级加重、突发眩晕);运动功能障碍(如肢体麻木、肌力下降);特殊感官异常(如视物模糊、听力改变);消化道反应(如持续呕吐)。上述症状可能提示需紧急处理的问题。

(3)近远期并发症预防策略

1)脑脊液漏:切口持续渗出清亮液体伴体位性头痛(坐立加重,平卧缓解)。

2)切口感染:体温>38 ℃并持续 12 小时以上,伴寒战或局部红、肿、热、痛。

3)脊髓空洞症复发:渐进性感觉障碍(痛、温觉减退)、运动功能退化。

建议术后 3、6、12 个月分别进行 MRI 影像学随访,通过 MRI 可清晰观察脊髓空洞形态学变化。

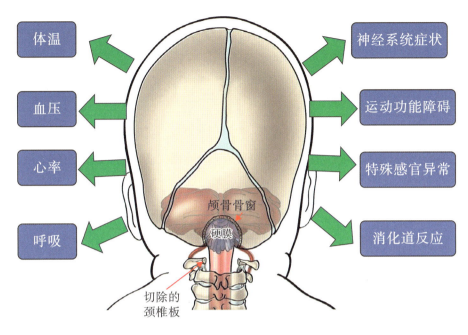

体温

血压

心率

呼吸

神经系统症状

运动功能障碍

特殊感官异常

消化道反应

颅骨骨窗

硬膜

切除的颈椎板

Chiari 畸形术后患者家属需要注意的事项

（4）阶梯式康复方案

1）早期（术后 1～2 周）：医护指导下的被动关节活动（肩、肘、腕部屈伸，踝关节环转），每日 3 次，每次 10～15 分钟，必要时配合低频脉冲电刺激维持肌张力。

2）中期（术后 3～6 周）：逐步过渡到主动抗重力训练，包括精细动作训练（握力球分级抓握）、平衡训练（双足、单足静态站立）、步态训练（助行器辅助行走）。

3）后期（术后 7～12 周）：加入动态平衡挑战（平衡垫训练）、抗阻训练（弹力带分级使用），同步进行日常生活能力重建。

（5）复查与健康管理

严格遵循"3-2-1"复查机制，即术后 3 天评估切口愈合情况，2 周拆除缝线，1 个月全面功能评估。

（6）长期管理

1）睡眠管理：保证每天 7～9 小时的优质睡眠，采用 30°半卧位缓解脊柱压力。

2）营养支持：每日蛋白质摄入≥1.2克/千克（优选乳清蛋白、深海鱼类），补充 B 族维生素（营养神经）及维生素 D（促进钙吸收）。

3）风险管控：完全戒断尼古丁（抑制微循环）、控制咖啡因摄入＜200 毫克/天（避免神经兴奋）。

4）环境改造：居家设置防滑设施，浴室加装安全扶手，避免跌倒风险。

5）长期随访：配合医院进行长期随访，关注术后的长期恢复情况。

62 ▶ Chiari 畸形能完全治愈吗?

　　Chiari 畸形是一种发病机制极为复杂的疾病,它的形成涉及多个方面的因素,常常还会合并颅面部骨骼、脊柱以及中枢神经系统的其他病变,这使得治疗难度大大增加。随着医疗技术的提高,经过专业团队的精准手术治疗之后,多数患者可以实现治愈。

　　患者及其家属需要明白的是该病属于先天发育畸形,属于良性病变但会缓慢进展。枕下减压术仍然是当今 Chiari 畸形的标准术式,经过专业团队的精准评估和规范化手术,绝大多数患者(近九成)能明显从手术中获益,神经系统症状如头痛或肢体麻木等消失或显著改善,部分患者能够在一定程度上缓解症状,阻止病情进一步恶化,只有少数患者因手术适应证及手术时机选择不当、手术操作不规范致使临床症状加重或恶化,甚至需要翻修手术。因此,Chiari 畸形患者及其家属务必选择专业团队,对患者预后至关重要。

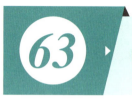

哪些患者需要做翻修手术？

（1）症状无改善者

如果在首次手术后,患者的头痛、颈痛、肢体感觉异常等主要症状没有得到明显的缓解,生活质量依然受到严重影响,医生会重新对患者的病情进行全面评估,综合考虑各种因素,判断是否需要进行翻修手术,以进一步改善症状。

（2）脊髓空洞症复发患者

术后脊髓空洞症复发是一个比较棘手的问题。当出现痛觉、温度觉减退,肢体无力,肌肉萎缩等症状,严重影响到日常生活和神经系统功能时,为了阻止病情进一步发展,可能需要再次进行手术治疗,以减轻脊髓空洞对神经组织的压迫。

（3）病情变化或出现新问题者

随着时间的推移,如果患者的病情出现了新的变化,比如原本稳定的颅颈交界区出现了不稳定的情况,或者出现了新的神经功能障碍,影响了正常的生活和工作,医生会根据具体的病情变化,权衡利弊,决定是否需要进行翻修手术来解决这些新出现的问题。

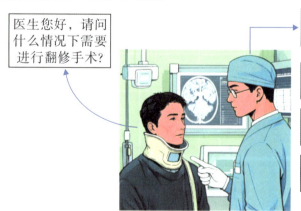

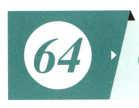

Chiari 畸形手术的成功率有多高？

Chiari 畸形手术的成功率并非一个固定的数值，它受到多种因素的综合影响。手术成功与否与以下因素密切相关。

首先，手术方式的选择至关重要。不同类型的 Chiari 畸形以及患者的具体病情，需要匹配最适合的个体化手术方案，只有这样才能最大限度地提高手术的成功率。

其次，患者自身的身体状况也起着关键作用。年龄、基础疾病、身体的整体素质以及患者就诊时病史的长短等都会对手术的耐受性和恢复情况产生影响。

再次，主刀医生的经验和技术水平同样不可忽视。经验丰富的专科医生在面对复杂的手术情况时，能够更加熟练地操作，减少手术风险，提高手术的成功率。

最后，术后并发症的预防和处理也直接关系到手术的最终效果。如果能够及时发现并有效处理脑脊液漏、感染等并发症，就能为手术的成功提供有力保障。

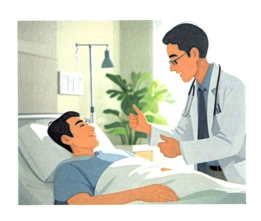

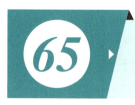

妊娠期确诊为 Chiari 畸形的胎儿可以进行宫内治疗吗？

　　Chiari 畸形是一种先天性脑部畸形，通常涉及小脑和脑干的结构异常。对于妊娠期确诊为 Chiari 畸形的胎儿，尤其 Chiari 畸形 Ⅱ 型常常合并脊髓脊膜膨出（MMC），国际上已有胎儿宫内修补脊髓脊膜膨出手术的先例。

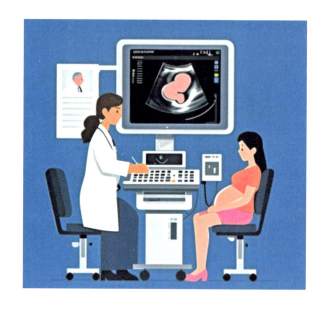

　　由于宫内手术操作难度大，对技术和设备要求高，需要先进的胎儿监测和麻醉技术支持，手术风险高，可能出现感染、早产、胎膜早破等并发症，以及对胎儿和孕妇双重生命的安全要求极高。目前国内尚无关于中国胎儿子宫内修补 Chiari 畸形合并脊髓脊膜膨出的报道。

　　目前国内主要的管理方式包括以下几种。

（1）密切监测

　　通过超声和 MRI 定期观察畸形进展及并发症。

（2）多学科会诊

由产科、儿科、神经外科等专家共同制订管理计划。

（3）分娩计划

根据畸形严重程度选择合适的分娩方式和时间。

（4）产后治疗

出生后根据症状决定是否进行手术或其他治疗。

宫内治疗目前仍处于研究阶段,尚未成为常规手段。建议与医生详细讨论,制订个性化管理方案。

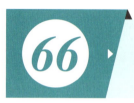

内镜、显微镜治疗 Chiari 畸形的优缺点
有哪些?

(1) 内镜治疗的优缺点

1) 优点

①微创性:内镜手术创伤小,切口小,术后恢复快,住院时间短,患者疼痛较轻。

②视野清晰:内镜可以提供高分辨率的图像,尤其是在深部或死角区域,能够更清晰地观察病变与周围组织的界限。

③减少并发症:由于手术创伤小,术后感染、出血等并发症的发生风险较低。

④适应证广泛:内镜技术适用于多种 Chiari 畸形相关的手术,如脑积水、蛛网膜囊肿等。

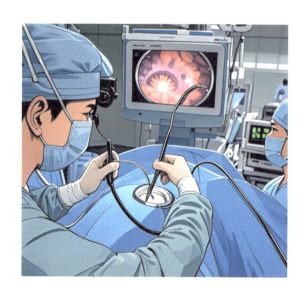

2) 缺点

①操作空间有限:内镜手术的操作通道较窄,器械操作灵活性较差,尤其是在处理复杂病变时可能受限。

②止血难度大:内镜手术中如果发生出血,止血较为困难,可能需要转为开颅手术。

③学习曲线陡峭:内镜手术对医生的技术要求较高,需要经过专门培训才能熟练掌握。

（2）显微镜治疗的优缺点

1）优点

①立体视野:显微镜提供三维立体视野,有助于更精确地分辨病变与正常组织的界限,减少手术误差。

②操作灵活:显微镜手术的操作空间较大,器械使用更灵活,适合处理复杂病变。

③止血方便:显微镜下止血操作更为便捷,适合处理术中出血。

④技术成熟:显微镜手术在神经外科中应用广泛,技术成熟,医生经验丰富。

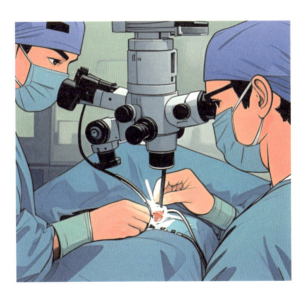

Chiari 畸形显微镜下治疗

2）缺点

①创伤较大:显微镜手术通常需要较大的切口和骨窗,术后恢复时间较长,患者疼痛感较强。

②视野局限:显微镜的视野相对固定,难以观察到深部或死角区域,可能需要结合内镜辅助。

③并发症风险：由于手术创伤较大，术后感染、脑脊液漏等并发症的发生风险较高。

总之，目前对于 Chiari 畸形的显微手术治疗，临床仍以显微镜下的微创操作为主。神经外科作为显微镜下操作的行家里手，该疾病是神经外科最常见的病种之一。需要明确的是，不论是应用显微镜还是内镜手术操作，二者只是我们手术时利用的两种有力工具，没有优劣之分，只有相互补充，使手术进行得更加完美，更加极致，解决患者的主诉和痛苦才是所有手术的终极目标。

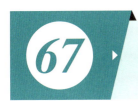

为什么 Chiari 畸形患者术后会有一些发热症状？怎么处理呢？

Chiari 畸形术后发热是常见的术后并发症之一，可能由多种原因引起，包括感染性和非感染性因素。以下是术后发热的可能原因及应对措施。

（1）术后发热的原因

1）感染性因素

①颅内感染：术后可能因手术操作或术后护理不当导致颅内感染，表现为发热、头痛、意识障碍等。

②切口感染：手术切口感染是术后发热的常见原因，尤其是术后 4～6 天内出现的发热。

③尿路感染：术后留置导尿管可能增加尿路感染的风险。

④肺部感染：术后患者因疼痛或卧床可能导致肺部感染，尤其是胸腹部手术后的患者。

2）非感染性因素

①硬膜外积液：术后硬膜外积液是 Chiari 畸形患者术后发热的常见原因，尤其是传统缝合技术可能导致积液和发热。

②无菌性脑膜炎：术后可能因硬膜切开或脑脊液（CSF）循环改变引发无菌性脑膜炎，以及术中止血材料的应用，表现为发热和头痛。

③药物热：术后使用的抗生素、麻醉药等可能引发药物热。

④术后炎症反应：手术创伤和局部炎症反应可能导致术后早期低热。

（2）术后发热的处理措施

1）明确发热原因

①体温监测：根据发热时间判断可能的原因。术后 1～3 天发热多为炎症反应，4～6 天发热需警惕感染，7～10 天发热可能提示深部感染或脓肿。

②实验室检查：包括血常规、C 反应蛋白（CRP）、降钙素原（PCT）等感染指标检测。

③影像学检查:如 CT 或 MRI,排查硬膜外积液、脓肿等。

④脑脊液检查:如怀疑颅内感染,需进行腰椎穿刺检查脑脊液。

2)针对性治疗

①感染性发热:根据病原学检查结果使用抗生素。如颅内感染需静脉注射广谱抗生素,伤口感染需清创并局部用药。

②硬膜外积液:改进缝合技术(如硬膜–肌肉悬吊缝合)可有效减少硬膜外积液和发热。

③无菌性脑膜炎:使用糖皮质激素(如地塞米松)可缓解症状。

④药物热:停用可疑药物并更换其他药物。

3)预防措施

①术中操作规范:减少硬膜损伤,减少血液进入脑脊液,确保硬膜缝合严密,避免脑脊液漏。

②术后护理:加强伤口护理,尽早拔除导尿管,鼓励患者咳嗽排痰以预防肺部感染。

③抗生素预防:术后常规使用抗生素预防感染。

(3)总结

Chiari 畸形患者术后发热可能由感染性或非感染性因素引起,需根据发热时间和临床表现进行鉴别诊断。通过改进手术技术、规范术后护理和针对性治疗,可有效降低术后发热的发生率。如果发热持续或加重,应及时进行详细检查并调整治疗方案。

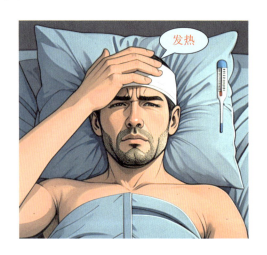

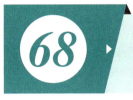

68 为什么部分 Chiari 畸形患者术后需要腰椎穿刺？它有风险吗？

Chiari 畸形术后部分患者需要腰椎穿刺治疗，主要与术后并发症的管理、脑脊液流体动力学评估及特定治疗需求相关。然而，腰椎穿刺在 Chiari 畸形患者中存在一定风险，需谨慎评估适应证和禁忌证。

（1）术后需腰椎穿刺的原因

1）诊断颅内感染：术后发热、头痛等症状可能提示颅内感染（如脑膜炎）、无菌性脑膜炎等，腰椎穿刺可获取脑脊液进行病原学检测（如白细胞计数、细菌培养等），帮助明确感染类型并指导抗生素使用。

2）评估脑脊液压力及成分

①脑脊液漏或低颅压：术后脑脊液漏可能导致低颅压头痛，腰椎穿刺可测量压力并辅助诊断。

②颅内压增高或脑积水：若术后出现脑脊液循环障碍（如继发脑积水），腰椎穿刺可暂时缓解症状并评估是否需要分流手术。

3）治疗性腰椎穿刺

①缓解头痛：对于术后脑脊液压力增高的患者，少量放液可能缓解头痛症状。

②辅助药物注射：部分患者需通过腰椎穿刺鞘内注射药物（如鞘内注射地塞米松、抗生素等）。

（2）腰椎穿刺的风险

1）脑疝风险：Chiari 畸形患者术后若仍存在颅颈交界区脑脊液循环障碍，腰椎穿刺后脑脊液压力变化可能加重小脑扁桃体下疝，诱发脑干受压（如出现呼吸暂停、意识障碍）。

2）低颅压性头痛：腰椎穿刺后脑脊液漏可能导致低颅压，表现为体位性头痛（平卧缓解，站立加重）。

3）感染风险：操作不当可能导致蛛网膜下腔感染或局部穿刺部位感染，但严格无菌条件下发生率极低(<0.01%)。

4)局部出血或血肿:凝血功能异常或穿刺损伤血管可能导致硬膜下血肿或脊髓血肿,罕见但可能引发神经功能障碍。

5)原有症状加重:术后患者若存在硬膜外积液或蛛网膜粘连,腰椎穿刺可能加重脑脊液流体动力学紊乱,导致症状恶化。

（3）风险控制措施

1)严格评估适应证:优先通过影像学(如 MRI、CT)评估术后颅颈交界区脑脊液循环状态,避免在脑干明显受压或颅压失衡时行腰椎穿刺。紧急情况(如疑似脑膜炎)需权衡风险与获益,必要时在神经外科医生指导下操作。

2)技术优化:使用细针减少脑脊液漏风险。控制放液量(通常≤30 毫升)及速度,避免压力变化过快。

3)术后护理:腰椎穿刺后平卧 6 小时,充分补液预防低颅压头痛。密切监测神经症状,及时处理并发症。

（4）总结

Chiari 畸形术后腰椎穿刺主要用于感染诊断、脑脊液压力调节及治疗,但其风险需高度警惕,尤其是脑疝和低颅压头痛。术前需结合影像学与临床症状综合评估,术中规范操作,术后加强监测,以最大限度降低风险。对于术后病情复杂的患者,建议多学科协作制订个体化方案。

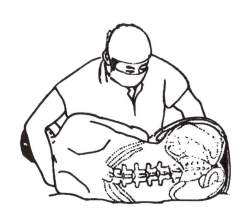

Chiari 畸形腰椎穿刺体位示意

69 术中切除脑组织、骨组织对 Chiari 畸形患者有影响吗?

　　Chiari 畸形术中切除部分小脑组织(小脑扁桃体)和(或)骨组织一般对患者无影响。术中切除的脑组织即下疝小脑扁桃体无重要神经功能,对患者身体不会造成损伤。相反,切除后可解除小脑扁桃体对神经组织的压迫,并恢复正常的脑脊液循环,利于神经功能恢复及症状缓解。而切除的骨组织主要是枕骨大孔的部分骨质,目的是扩大颅后窝空间充分减压。人体骨骼有一定的代偿和修复能力,术后通过康复等过程,一般不会对颅骨的整体稳定性和保护功能造成明显的影响。

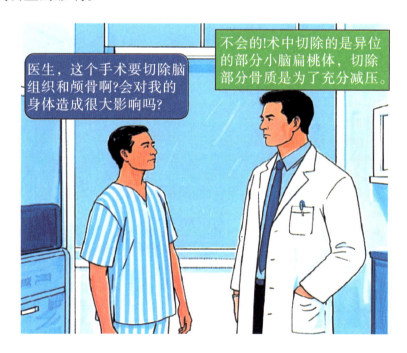

70 ▶ Chiari 畸形合并脊髓空洞需要单独处理空洞吗？

　　Chiari 畸形合并脊髓空洞时，术中通常不需要单独处理空洞。小脑扁桃体下疝常因枕骨大孔区畸形及小脑扁桃体向下移位等导致脑脊液循环受阻，进而引发脊髓空洞。多数情况下，通过手术解除小脑扁桃体下疝对枕骨大孔区的压迫，恢复脑脊液正常循环通路，脊髓空洞往往会随着时间推移逐渐减小或消失，无须单独处理空洞。但如果在解除压迫后，空洞仍进行性增大，或存在其他特殊情况，如脊髓空洞内有分隔等影响脑脊液循环，可能就需要进一步采取如脊髓空洞–蛛网膜下腔分流等方法单独处理空洞。

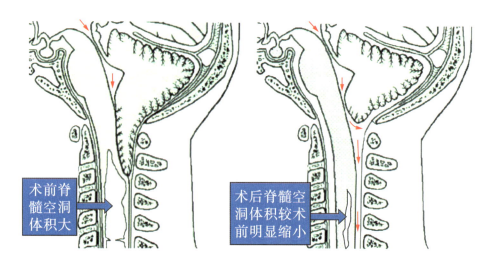

术前脊髓空洞体积大

术后脊髓空洞体积较术前明显缩小

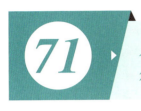

儿童 Chiari 畸形合并孤独症或认知/行为障碍,做手术有效吗?

儿童 Chiari 畸形合并孤独症(自闭症)或认知/行为障碍时,手术对自闭症没有治疗效果。

自闭症谱系障碍一直是媒体、临床医生和公众越来越关注的主题,目前诊断患有自闭症谱系障碍的儿童人数正在增加(每 10 000 儿童中有 60 例),而且多达 1/3 的自闭症儿童会增加在儿童早期或青少年期患上癫痫的风险。自闭症的典型临床特征是社交沟通、社交互动和社会想象力的定性障碍,兴趣范围有限,并且经常刻板地重复行为和举止。神经影像学研究结果显示,皮质白质过度生长,额叶、颞叶和杏仁核等边缘结构的异常生长模式,这些大脑区域与自闭症谱系障碍中受损的社交、沟通和运动能力的发展有关。

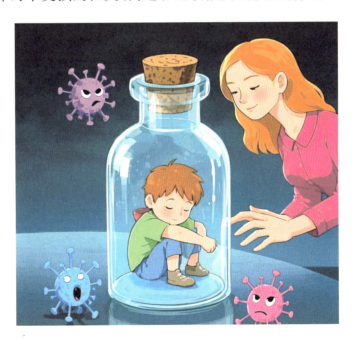

儿童 Chiari 畸形主要波及颅后窝,空间狭小导致小脑扁桃体移位,压迫脑干和高位颈髓,以及影响枕骨大孔区域脑脊液循环通路,导致脊髓空洞。儿童 Chiari 畸形与自闭症发生关系不密切。

对于合并认知和(或)行为障碍如自闭症的患儿,必须进行仔细的临床和影像学检查明确是否存在 Chiari 畸形的相关症状或体征,因为针对 Chiari 畸形的颅后窝枕下减压术并不能改善患儿认知和(或)行为障碍。

若 Chiari 畸形患儿合并认知和(或)行为障碍如自闭症,务必请精神科、小儿内科等专科医生进行多学科会诊,共同制订患儿的个体化治疗方案。

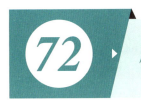

做完手术后，Chiari 畸形还会复发吗？

Chiari 畸形手术后是有可能复发的，但总体复发率并不高。具体情况需综合多方面因素判断。一般来说，如果手术医生在术中彻底解除了小脑扁桃体对神经组织的压迫，充分扩大了颅后窝容积，使脑脊液循环恢复正常，且患者术后恢复良好，没有出现影响病情的并发症，那么复发的概率相对较低。

然而，部分患者可能会出现复发的情况。比如手术时未能完全解决导致小脑扁桃体下疝的根本问题，如果仍存在未处理的先天性骨骼发育异常；或者术后由于局部创伤引发炎症反应，导致瘢痕组织过度增生，再次压迫神经和阻碍脑脊液循环；另外，术后如果患者没有遵循医嘱，进行了剧烈运动或头部受到外伤等，也可能增加复发的风险。总体而言，虽然存在复发可能，但通过规范手术和术后管理，可有效降低复发率。

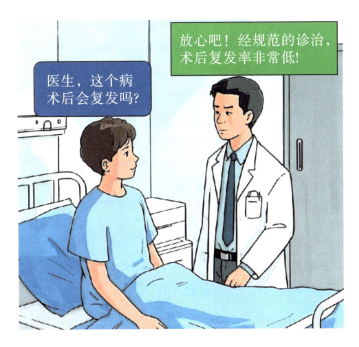

73 ▸ Chiari 畸形合并癫痫患者做枕下减压术有效吗？

Chiari 畸形合并癫痫患者做枕下减压术对控制癫痫通常无效。

癫痫由不同病因引起的脑部神经元异常放电所导致,具有反复性和短暂性的特点。临床按病因通常分为两种,即病因不明的特发性癫痫和继发于特定疾病如肿瘤、外伤等明确病因的继发性癫痫(又称症状性癫痫)。按发作类型通常分为全身性发作和部分性发作。不论何种类型的癫痫发作,其共同的发病机制系大脑皮质神经元异常跨膜运动导致神经元异常放电,而小脑病变与癫痫发作关系不密切。

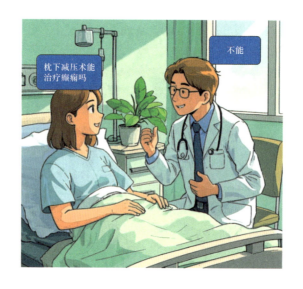

Chiari 畸形又称小脑扁桃体下疝畸形,是神经系统常见的先天发育异常。颅后窝容积变小引起小脑扁桃体下疝至椎管内压迫延髓和高位颈髓,以及枕骨大孔区域的脑脊液循环障碍导致脊髓空洞等引起的相关临床症状,其与癫痫发作无明显相关性。二者若同时出现,需要对癫痫发作的类型和影像学检查以及脑电图等电生理检查综合分析评估,以便制订个性化的治疗方案。

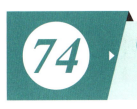

74 ▶ Chiari 畸形行枕下减压术中采用电生理监护有用吗？

在 Chiari 畸形的枕下减压术中，采用电生理监护对神经功能保护是有用的，尤其是伴有颅底形态异常影像学特征的患者。术中可以实时监测神经系统的功能，确保手术安全，减少神经损伤的风险。电生理监护的主要目的是评估和保护在手术过程中可能受到影响的脊髓、脑干、神经根等神经结构和功能。

常用的电生理监护方法包括运动诱发电位（motor evoked potential，MEP），避免术后出现运动障碍；躯体感觉诱发电位（somatosensory evoked potential，SEP），检测感觉传导通路的完整性；脑干听觉诱发电位（brainstem auditory evoked potential，BAEP），可以实时监测脑干功能，避免手术操作对脑干造成损伤。

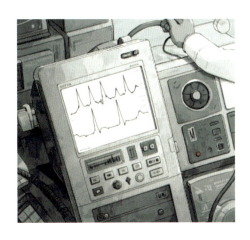

在 Chiari 畸形的枕下减压术中，采用电生理监护对术中神经功能保护发挥重要作用，它可以帮助实时监测脊髓、脑干等关键神经结构的功能，提供及时的神经保护。通过运动诱发电位（MEP）和躯体感觉诱发电位（SEP）等技术，手术团队能够快速识别潜在的神经损伤风险，并采取相应措施，有效减少术后神经功能障碍的发生。

75 Chiari 畸形行枕下减压术时应用术中超声有益吗?

在 Chiari 畸形枕下减压术中,应用术中超声是有益的,它能够为外科医生提供实时的解剖信息和评估枕骨大孔区脑脊液循环是否通畅,从而改善手术的精确性和安全性。

术中超声可以帮助医生实时查看和评估以下情况。

(1)枕骨大孔的大小和形态

术中超声可以帮助外科医生实时评估枕骨大孔的扩展情况,确保减压的范围和深度适当,避免过度或不足的减压。

(2)小脑扁桃体下疝的情况

超声能够帮助医生实时观察小脑扁桃体的位置和下疝情况,确保术中减压得当,避免对小脑或脑干的进一步压迫。

(3)脑脊液流动情况

术中超声能够提供脑脊液流体动力学的实时反馈,帮助评估脑脊液是否能够顺畅流动,从而评估减压效果。

(4)总结

术中超声在 Chiari 畸形枕下减压术中的应用具有显著优势,能够提供实时的、动态的影像信息,帮助外科医生精确定位和调整手术操作。通过帮助评估枕骨大孔的扩展、小脑扁桃体的下疝情况以及脑脊液流动,术中超声提高了手术的精确度,降低了神经损伤的风险,从而提高了手术的安全性和效果。

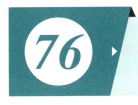

76 ▶ 表现为四肢瘫痪的 Chiari 畸形患者做手术有效吗?

四肢瘫痪是 Chiari 畸形的一个严重症状,通常是由于小脑扁桃体下疝压迫脊髓,影响了皮质脊髓束的传导。对于这类严重患者,一般认为手术效果不佳,但多种因素,如病情的进展速度、瘫痪的持续时间、患者的年龄、手术时的神经系统功能损伤程度等,均对手术疗效有一定的影响。具体分析如下。

(1)神经损伤的进展速度

1)急性神经损伤:如果四肢瘫痪是由近期的神经压迫所致,或 Chiari 畸形患者因颈椎外伤致急性四肢瘫痪,手术减压可能会使其有一定的恢复。即使有时恢复不完全,但如果神经功能损伤较轻,手术可以有效减轻压迫,促进部分恢复。

2)慢性神经损伤(长期):如果四肢瘫痪已经持续很长时间,伴肌肉萎缩,神经组织的损伤可能已经较为严重,手术后恢复的可能性较低。长期的神经损伤可能导致不可逆的功能丧失,术后恢复可能有限。

(2)病变的反应性

1)早期干预的效果更好:早期进行减压手术的患者,尤其是当神经压迫尚未导致不可逆损伤时,手术后恢复的概率较高。早期解除压迫有助于减轻小脑扁桃体对脊髓的压迫,改善脊髓的血液循环和神经传导。

2)晚期手术的挑战:如果瘫痪已经持续多年,脊髓和神经组织可能已经发生变性和萎缩,这使得手术后的效果较差。虽然手术能够缓解进一步的损伤,但恢复程度可能较为有限。

(3)术后的恢复过程

手术后,部分患者可能会经历恢复期,即使四肢的瘫痪没有完全恢复,也可能会看到一定的改善,比如肌力逐渐增强、感觉逐步恢复等。然而,恢复的程度和速度因个体差异而异,尤其儿童或青少年,其神经修复能力较老年患者更为理想。

除了手术治疗,物理治疗和康复训练等辅助治疗也在术后恢复过程中起着重要作用。即使手术不能完全恢复四肢功能,通过康复训练和物理治疗,患者也可能获得部分功能恢复,改善活动能力和生活自理能力。

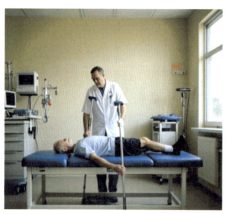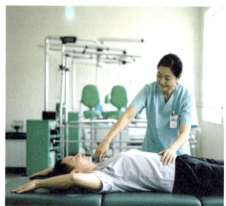

总之,对于表现为四肢瘫痪的 Chiari 畸形患者,枕下减压术可以有效地减轻神经压迫,恢复脑脊液流动,可能改善部分症状,特别是对于那些急性或轻度神经损伤的患者。然而,对于那些瘫痪已经持续很长时间的患者,手术后的恢复效果可能有限,完全恢复的概率较低。Chiari 畸形作为神经系统先天畸形,神经功能障碍会进行性加重,只有尽早进行手术干预才能提高神经恢复的可能性,因此早期诊断和尽早治疗至关重要。在手术后,结合物理治疗和康复训练,患者可以最大限度地改善运动和感觉功能,提升生活质量。

77 ▸ Chiari 畸形行枕下减压术时需打钉子吗？

　　单纯 Chiari 畸形患者进行枕下减压术时，通常不需要使用钉棒系统（俗称打钉子）。但对于部分 Chiari 畸形合并寰枢关节脱位者，钉棒系统可以帮助其固定颅骨和颈椎，防止进一步移位压迫脑干和高位颈髓。另外在需要融合手术时，钉棒系统可以帮助植骨材料融合，提供长期稳定性。因此，Chiari 畸形患者一定要进行个体化的治疗。

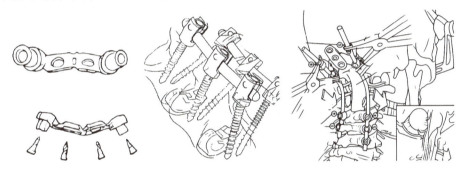

钉棒系统简图　　颈椎椎体钉棒嵌入示意　　颅颈交界区术中钉棒固定系统应用示意

钉棒系统示意

　　具体来说，对于单纯 Chiari 畸形Ⅰ型患者，尤其是没有合并颅颈不稳（如寰枢椎不稳、颅底凹陷等）的患者，通常不需要使用钉棒系统。手术的主要目的是通过枕下减压来扩大颅后窝空间，解除小脑扁桃体对延髓和脊髓的压迫，恢复脑脊液的正常循环。这种情况下，手术方式通常是单纯颅后窝骨性减压术或颅后窝骨性减压硬脑膜成形术，重点在于减压和硬脑膜修复，手术不涉及脊柱的稳定性问题。

　　然而，在某些特殊情况下，可能会考虑使用钉棒系统或其他固定装置。特别是对于复杂 Chiari 畸形患者，如合并颅底凹陷、寰枢关节不稳、齿状突内陷等，可能需要使用钉棒系统进行内固定。这类患者通常存在颅颈交界区的不稳定，单纯减压手术可能无法达到稳定的治疗效果，甚至可能导致术后颅颈连接不稳定加重。在这种情况下,钉棒系统可以提供额外的稳定性,帮助恢复正常的解剖结构。

　　总之,是否使用钉棒系统需要根据患者的具体情况进行个体化决策,千万不能采取"一刀切"的治疗方案。

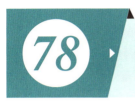

Chiari 畸形患者术中如果打了钉子，将来还需要取出吗？

Chiari 畸形手术过程中使用的钉棒系统（如椎弓根、椎板螺钉，连接棒，人字板等）通常用于稳定关节、促进融合或矫正畸形。

如果患者没有任何不适（如疼痛或异物感），且钉棒系统没有引起并发症，通常情况下不需要取出，可以终身携带，且取出手术可能带来额外的风险。

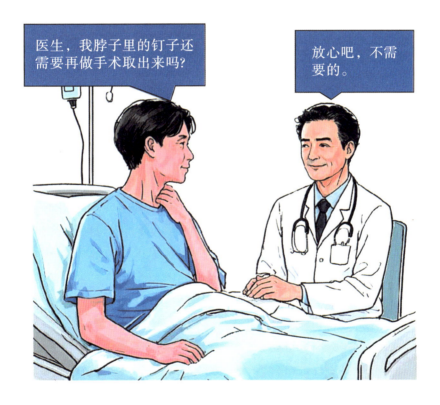

（1）可能需要取出的情况

1）感染或松动：如果钉棒系统发生感染、松动或断裂，需要手术取出或更换。

2）明显疼痛或不适：少数患者可能会因钉棒系统引起慢性疼痛或长期的

不适,此时,需要在评估手术安全和风险后,考虑取出。

3)年轻患者:对于未成年患者,尤其是骨骼发育尚未完全成熟的儿童、青少年,可能需在融合完成后取出钉棒,以减少长期影响。

4)心理因素:部分患者可能因心理上对体内异物的排斥感而要求取出。患者强烈的意愿和生活质量需求也是决策时的重要考虑因素。

（2）取出风险

应当注意钉棒系统取出也存在以下风险。

1)手术创伤:取出钉棒需要再次手术,可能带来手术风险,如伤口愈合不良乃至感染。

2)颅颈交界区的稳定性受损:取出钉棒后,需认真评估颅颈交界区的稳定性,避免因取出导致重大意外。

3)神经损伤风险:取出过程中可能损伤周围神经或组织。

79 70 岁以上的老年 Chiari 畸形患者需要手术治疗吗?

70 岁以上的老年 Chiari 畸形患者是否需要手术治疗,应根据患者症状、生活质量、影像学检查结果和老年患者基础疾病状况等综合判断。对于症状明显或进行性加重的患者,而且症状是由 Chiari 畸形所引起时,手术治疗是必要的;而对于无症状或症状轻微的患者,可以采取保守治疗和定期随访。具体取决于以下多种因素。

（1）症状的严重程度

1）无症状或轻微症状:如果患者没有明显症状或症状轻微(如偶尔头痛),且影像学检查(如 MRI)未显示明显的神经系统受压或进行性加重的迹象,不需要立即手术治疗,但是也需要定期随访观察。

2）严重症状:如果患者有明显的 Chiari 畸形相关的神经系统症状(如肢体无力、感觉异常、吞咽困难、平衡障碍等)或进行性加重的症状,且症状是由 Chiari 畸形引起的,需要积极治疗。

（2）影像学检查结果

1）脊髓空洞症:如果影像学检查显示合并明显的脊髓空洞症,通常需要手术治疗,以防止神经系统功能进一步恶化。

2）脑干受压程度:如果 Chiari 畸形导致明显的脑干受压,即使症状不严重,也可能需要手术治疗。

（3）手术风险与收益评估

1）手术风险:70 岁以上老年患者通常合并多种基础疾病(如高血压、糖尿病、心血管疾病、严重慢性阻塞性肺疾病等),手术风险相对较高。需严格评估患者能否耐受手术的相关风险。

2）非手术治疗:对于手术风险较高的患者,可以考虑非手术治疗(如药物治疗缓解症状、物理治疗等)。

3）手术收益：对于症状明显且影响生活质量的患者，手术可以显著改善症状，提高生活质量。

（4）生活质量的影响

1）症状对日常生活的影响：如果 Chiari 畸形导致的症状（如慢性头痛、颈部疼痛、肢体麻木无力、吞咽呛咳、走路不稳等）严重影响了患者的生活质量，建议进行治疗。

2）心理和社会因素：长期不适可能导致焦虑或抑郁，这也需要纳入治疗考虑。

（5）个体化治疗决策

建议由神经外科医生、老年科医生和麻醉科医生等多学科诊疗（MDT）共同评估，制订个体化的治疗方案。

因此，70 岁以上的老年 Chiari 畸形患者是否需要手术治疗，一定是基于 MDT 精准评估后决定。

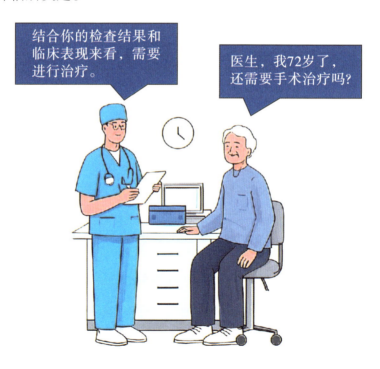

80　Chiari 畸形婴幼儿和儿童患者术中应用头托或头架有哪些注意事项？

在对 Chiari 畸形婴幼儿和儿童患者实施手术治疗过程中,使用头托或头架时需要特别注意以下事项,以确保安全和手术顺利进行。

（1）术前准备

1）选择合适的头托或头架:根据婴幼儿或儿童的年龄、头部大小和手术需求选择合适的头托或头架。例如,3 岁以下婴幼儿应避免使用传统的三角头架或颅骨夹,建议使用带有凝胶头垫的无创头架;对于 3～12 岁儿童,应使用儿童专用头钉,使用头钉时可局部涂抹红霉素软膏以预防感染。

2）评估患儿:术前检查患儿头部是否有皮肤损伤、瘢痕或其他异常情况,避免在受损部位使用头托或头架。

3）检查设备:使用前需检查头托或头架是否完好无损、各部件是否灵活可靠,并确保其清洁卫生。

（2）安装与固定

1）固定位置:头钉应避开颅骨的薄弱部位,如颅缝、骨折线等,避免造成颅骨损伤。

2）固定力度:固定时力度要适中,既要确保头部稳定,又不能过紧,以免压迫头皮或造成局部缺血。

3）无菌操作:在固定头钉时应严格执行无菌操作技术,避免感染。

（3）术中监测

1）观察皮肤情况:术中应密切观察患儿头部皮肤是否有红肿、压力性损伤等情况,如有异常应及时调整。

2）保持呼吸道通畅:确保患儿的呼吸道通畅,避免因头部位置不当导致呼吸不畅。

（4）术后处理

术后继续观察患儿头部是否有异常反应，如红肿、疼痛等。

（5）特殊注意事项

1）压力性损伤预防：对于长时间手术或高风险手术，可使用改良的头托或头架，如增加凝胶接触面的宽度和厚度，以减少压力性损伤。

2）个体化调整：根据患儿的具体情况，如头部形状、手术体位等，进行个体化的调整和优化。

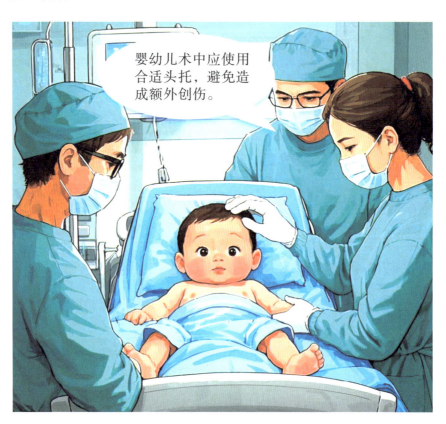

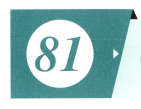

Chiari 畸形患者术中需要植骨吗?

对于部分复杂 Chiari 畸形患者需要植骨。

合并颅底凹陷或复杂畸形如寰枢关节脱位:当 Chiari 畸形合并颅底凹陷等复杂情况时,常需植骨。有文献报道 17 例复杂 Chiari 畸形患者采用颅后窝减压并植骨融合内固定术治疗,术中均行颅骨牵引+颅后窝小骨窗减压植骨融合并内固定,取得了较好效果。

需要说明的是,植骨来源包括自体骨和人工骨,自体骨可以从患者髂骨、枕骨等处获取;人工骨使用方便,可以由商业公司提供,骨块置于颅颈交界区域。植骨融合提供的是术后长期的稳定性,而钉棒内固定是术后即刻提供的短期稳定性。因此,所有合并寰枢关节脱位的 Chiari 畸形患者最终通过植骨融合后保持颅颈交界区的长期稳定性。

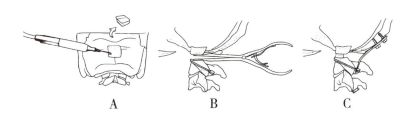

植骨融合

自体骨移植,从枕骨(A)上切除一块骨头后将软骨切除(B),移植至寰枢关节处(C)

82 Chiari 畸形患者可以从鼻腔或口腔手术吗？

部分 Chiari 畸形患者合并脑干腹侧受压可以从鼻腔或口腔手术。

Chiari 畸形最常见的手术方式是通过颈部后方的切口进行枕下减压。然而，有时 Chiari 畸形伴有其他颅底异常，导致源自齿状突的脑干腹侧受压。在这些复杂情况下，可能需要通过口腔或鼻腔通道进入受影响的区域。这种手术被称为经口（通过嘴）或经鼻（通过鼻子）减压。

存在合并症时的适用情况：当 Chiari 畸形患者合并如颅底凹陷症等其他疾病，导致存在压迫脑干和高位颈髓等情况的骨质畸形时，可能需要采用经鼻或经口减压手术。手术中，医生会经鼻或经口进入，切除造成压迫的骨质，以增加空间、缓解压力。经鼻入路内镜辅助下齿状突切除手术，不仅可提供广阔、清楚的手术视野，而且减少了操作的空间局限性，避免气道水肿，降低了术后并发症的风险，加速康复进展。

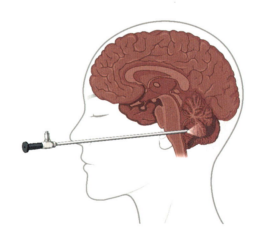

经鼻内镜手术示意

第五章

Chiari 畸形患者的护理与生活

83 ▸ Chiari 畸形手术治疗的预后如何？

Chiari 畸形的预后因人而异,但大多数患者经过规范治疗(尤其是手术)后,症状可以得到明显改善,早期规范、精准手术治疗后患者常能恢复正常生活。

Chiari 畸形的术后疗效评估(即预后评估)通常包括两方面内容:临床症状改善率(如头痛消失、肢体麻木好转等);脊髓空洞消失、缩小率(基于 MRI 随访检查)。术前术后量化评估宜采用 2012 年芝加哥 Chiari 畸形结果量表(CCOS),使用 4 个术后结果类别(疼痛、非疼痛症状、功能和并发症),分级为 1～4,总分为 16。其中 CCOS 评分≥13 为良好,CCOS 评分 9～12 为一般,CCOS 评分≤8 为不良。

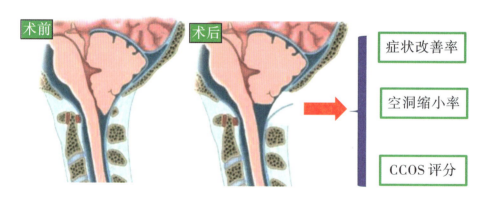

Chiari 畸形术后评估示意

(1)总体预后:大多数患者症状明显改善

1)手术效果:如果患者因头痛、肢体麻木或脊髓空洞症等症状接受手术(颅后窝减压术),80% 以上的患者术后症状会减轻或消失(如头痛缓解、肌力恢复)。仅有少数患者可能出现症状无变化或加重(约占 5%)。

2)年龄因素的影响:儿童和青少年患者由于神经修复能力强,术后恢复通常比成人更快、更彻底。而成年人如果病程较长(如神经损伤已持续多年),恢复可能较慢,但仍有机会改善。

(2)影响预后的关键因素

见下表。

各种因素对 Chiari 畸形手术预后的影响

因素	对预后的影响
手术时机	越早手术(尤其未出现严重神经损伤前),恢复越好。拖延治疗可能导致不可逆的脊髓损伤
是否合并脊髓空洞症	合并脊髓空洞(脊髓内的"水泡")的患者需尽早处理,若空洞未缩小,症状可能持续
术后康复配合度	严格遵医嘱进行颈部保护、康复锻炼的患者,随访效果更佳
颅颈交界区稳定性	若存在颈椎不稳定(如寰枢关节脱位),需(内)固定手术,否则症状加重,需翻修手术

需要特别指出的是,鉴于 Chiari 畸形分类繁多且治疗混乱,务必寻找专科医生或专业团队进行科学评估后精准手术,这是术后预后良好的重要保证。

(3)长期预后:需要持续观察

1)术后随访的重要性:即使症状消失,也需定期复查 MRI(建议术后 1 年、3 年、5 年),因为少数患者的脊髓空洞症可能复发或出现新的神经系统功能障碍。

2)生活质量:大多数患者术后可以正常学习、工作,仅需避免剧烈颈部活动(如坐过山车、进行格斗运动)。

(4)给患者的建议

1)早期治疗:一旦确诊且有症状(如做 Valsalva 动作诱发头痛、"爪形手"畸形),建议尽早手术干预。

2)术后保护:3 个月内避免持续低头、提重物,建议佩戴颈托防止颈椎过度活动。

3)定期复查:即使感觉良好,也要按医生要求定期完成 MRI 检查和临床随访。

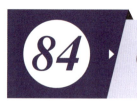

Chiari 畸形患者出院后需随访多久？

Chiari 畸形术后随访非常重要,目的是监测手术效果、预防并发症(如脊髓空洞症复发或神经系统功能障碍加重)。以下是结合国际指南和临床经验总结的随访建议。

(1)常规随访时间

见下表。

Chiari 畸形术后随访

随访时间	随访内容	随访目的
出院后 1 个月	门诊复查,检查切口愈合情况,评估头痛、肢体麻木等症状是否减轻	早期发现感染、脑脊液漏等问题
术后 6 个月（关键时间点）	行头颈部 MRI(增强扫描),查看小脑扁桃体位置、脊髓空洞是否缩小	判断手术是否成功(如脑脊液流动是否恢复通畅)
术后 1 年	重复 MRI 和神经系统测试(如肌力、感觉测试)	确认长期效果,排除迟发性并发症(如颈椎不稳)
之后每年 1 次	建议持续至少 10 年,尤其是合并脊髓空洞症的患者	监测脊髓空洞症是否复发或出现新症状(如手部肌肉萎缩)

(2)特殊情况需缩短随访间隔

如果出现以下情况,需立即联系医生并提前复查。
1)症状反复:如头痛加重、手足麻木范围扩大。
2)新发症状:吞咽困难、步态不稳(走路摇晃)。
3)意外受伤:颈部扭伤或跌倒后出现颈部疼痛、肢体无力。

（3）随访的关注重点

1）影像学变化（MRI）

①脊髓空洞是否缩小或消失（"水泡"有没有瘪下去）。

②小脑扁桃体是否仍压迫神经（是否"回到正常位置"）。

2）功能评估

①简单测试：闭眼站立是否摇晃、手指灵活性（如扣纽扣）。

②疼痛评分：头痛频率和程度（用 0~10 分评分）。

（4）长期管理小贴士

1）症状日记：记录头痛、手麻等症状出现的频率和诱因（如咳嗽、弯腰），复查时交予医生看。

2）避免风险行为：终生避免颈椎过度活动（如坐过山车、跳水、按摩颈部）。

3）儿童患者：青春期生长发育高峰期（12~16 岁），复查频率由 1 次/年增至 2~3 次/年，防止骨骼生长导致结构异常而复发。

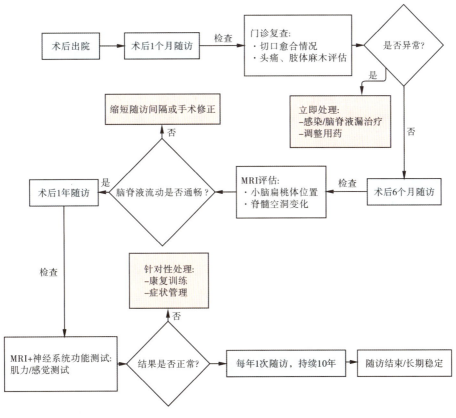

术后随访管理示意

85 Chiari 畸形患者术后如何进行康复?

Chiari 畸形患者术后的康复目标是帮助患者逐步恢复神经功能、预防并发症,并回归正常生活。以下是结合国际指南和临床实践经验总结的分阶段的康复建议。

(1)术后早期(出院后 1 个月内)

重点是保护颈部、缓解症状、逐步恢复日常活动。

1)颈部保护

①佩戴颈托:需遵医嘱佩戴颈托 1~3 个月(每天佩戴时间由医生决定),避免突然转头或低头。

②禁忌动作:禁止颈部按摩、推拿,避免提重物(>2 千克)或长时间低头看手机。

2)症状管理

①头痛缓解:若术后仍有头痛,可通过平躺休息、冷敷后颈部(每次 10 分钟)缓解,避免依赖镇痛药。

②睡眠姿势:建议侧卧或使用颈椎专用枕,避免过度仰头。

3)逐步活动

①术后 1 周:可在家人搀扶下进行床边站立,每日 2~3 次,每次 5 分钟。

②术后 2 周:尝试短距离行走(如室内慢走),避免久坐或久站。

(2)术后中期(1~3 个月)

重点是恢复肌肉力量、改善平衡与协调。

1)颈部肌肉训练(需医生批准后开始)

①等长收缩练习:双手交叉抱头,轻轻向前推头,同时头部向后用力抵抗(保持 5 秒,重复 10 次)。

②肩部放松:耸肩→放松→沉肩,每天 3 组,每组 10 次。

2)神经系统功能康复

①肌力训练:针对手足无力,可用弹力带或小哑铃(0.5~1.0 千克)进行

抓握、抬腿练习。

②平衡训练:单脚站立(扶墙)、直线行走(如"走猫步"),每天10分钟。

3)有氧运动:推荐散步、慢速游泳(术后6周经医生允许),避免长距离跑步、打球等剧烈运动。

(3)术后长期(3 个月后)

重点是全面恢复功能、回归社会角色。

1)体力活动分级恢复:见下表。

Chiari 畸形术后的活动类型

活动类型	可恢复时间	注意事项
办公室工作、学习	术后1~2个月	每30分钟起身活动,避免长期低头
驾驶	术后2~3个月(需医生评估)	首次驾驶需家属陪同,避免急刹车
跑步、健身	术后3~6个月	从快走过渡到慢跑,禁止颈部负重(如举铁)
游泳、瑜伽	术后3个月	避免蝶泳、头倒立等姿势

2)高压氧治疗(可选):若术后仍有肢体麻木或乏力,可考虑高压氧治疗(每天1次,10~20次为1个疗程),促进神经修复。

(4)康复禁忌与"危险信号"

1)绝对禁止

①颈部剧烈运动(如过山车、举铁、格斗、跳水)。

②盲目接受正骨、推拿等手法治疗。

2)需立即就医的情况

①突发剧烈头痛、呕吐、发热(警惕脑脊液漏或感染)。

②手足麻木加重,大、小便失禁(可能脊髓再次受压)。

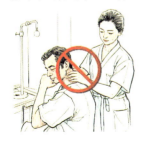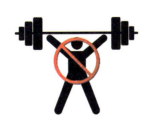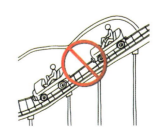

Chiari 畸形患者禁止行为

Chiari 畸形患者术后应该休息多长时间才能开始工作呢？

Chiari 畸形患者术后复工时间需根据手术效果、症状恢复情况以及工作性质综合决定。以下是根据国际指南和临床研究总结的建议,帮助患者安全过渡到正常生活。

（1）核心原则

因人而异,分阶段复工。

Chiari 畸形术后可进行的工作类型

工作类型	建议休息时间	复工注意事项
轻体力、脑力工作(如办公室文职、教师、程序员)	术后 1~2 个月	从半日工作开始,逐步过渡到全日;避免久坐(每 30 分钟起身活动)、低头用电脑(调整屏幕至平视高度)
中等体力工作(如护士、售货员、司机)	术后 2~3 个月	需医生评估颈部稳定性(如颈椎 X 射线、MRI);驾驶前确认无眩晕、肢体麻木加重
重体力工作(如建筑工人、搬运工、运动员)	术后 3~6 个月或更久	必须经神经外科医生和康复科医生双重评估;禁止颈部负重、高空作业或剧烈震动环境

（2）分阶段复工计划

1)术后 1 个月内:禁止工作,以居家休息为主,可做简单家务(如叠衣服、洗碗)。注意预防感染、控制头痛,适应颈托佩戴。

2)术后 1~2 个月:尝试远程办公(如每天 2~3 小时),避免视频会议时长时间低头。若工作需外出,建议家属陪同通勤,避免公共交通人员拥挤。

3)术后 3 个月:逐步恢复全日制工作,但需与工作单位协商调整,缩短连续工作时长(如半日工作+半日休息)。申请站立式办公桌,减少颈椎压力。

(3)复工前的"绿灯信号"

1)影像学稳定:术后 MRI 显示脊髓空洞缩小、脑脊液流动恢复通畅。

2)症状控制:头痛发作频率≤1 次/周,且镇痛药可缓解。无新发肢体无力、步态不稳或吞咽困难。

3)功能测试通过:可连续坐立 1 小时无不适。完成颈部旋转、低头(15°以内)等基本动作无疼痛。

(4)复工后需警惕的"危险信号"

若工作期间出现以下情况,立即停止工作并就医。

1)头痛加剧:尤其是咳嗽、打喷嚏时加重的后脑疼痛。

2)手部笨拙:写字变慢、持物不稳(如常摔杯子)。

3)视力变化:视物模糊、复视(看东西重影)。

(5)特殊人群的调整建议

1)儿童/学生患者:术后 1 个月内可居家学习,避免背重书包、体育课剧烈活动。术后 1 个月内避免搔抓切口,保持切口干燥,尽量不洗澡或冲洗切口。考试期间可申请延长答题时间,减少颈部疲劳。

2)孕、产妇患者:妊娠期避免复工,分娩时需告知产科医生手术史,选择剖宫产更安全。

87 ▶ Chiari 畸形术后颈托如何选择？

术后颈托的选择就像为颈椎"量身定制一件防护服"——既要稳固支撑，又要舒适透气。以下是详细的"三步走"攻略。

（1）第一步：分阶段选择，科学适配

1）术后 1~3 周（急性期）：此时颈椎如同"刚修复的瓷器"，需要硬质颈托（如费城颈托）提供刚性保护。硬质颈托能限制颈部 90% 以上的活动，防止咳嗽、打喷嚏等意外动作导致手术区域移位。

2）术后 3~6 周（恢复期）：可更换为半硬质颈托（如迈式颈托），允许颈部小幅活动，逐步唤醒肌肉记忆。此时需每周复查，医生会通过 X 射线片评估颈椎稳定性。

3）术后 6 周后（康复期）：若恢复良好，可改用软质颈托（如海绵颈托），仅在长时间坐车或疲劳时佩戴，避免肌肉过度依赖外固定。

（2）第二步：个性化测量，细节决定成败

1）测量方法：用软尺绕颈部最粗处 1 周，记录数值（成人通常为 30~40 厘米）；再测量下颌到锁骨的距离（高度 8~12 厘米）。

2）试戴要点：佩戴后应能轻松放入 1 根手指，避免压迫气管；说话或吞咽时，颈托不应上下滑动。儿童患者需选择可伸缩款式，随生长发育调整。

（3）第三步：颈托的选择

1）避免金属支架颈托：金属支架颈托虽支撑力强，但重量大易压迫皮肤，尤其夏季易引发痱子。

2）避免网购廉价颈托：部分产品尺寸不准确或内衬粗糙，可能加重皮肤损伤。建议在医院康复科或专业医疗器械店购买。

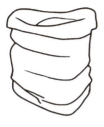
管状针织绷带

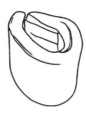
泡沫颈托

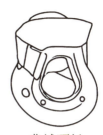
费城颈托

不同限制程度的颈托示意

88 · 为什么有些 Chiari 畸形患者术后需要佩戴颈托？

　　要求部分 Chiari 畸形患者在术后佩戴颈托，绝不是医生"小题大做"，而是基于精准医学原理的"保命操作"！

（1）重建颈椎"力学平衡"

　　Chiari 畸形手术常需切除部分颅骨或颈椎椎板，如同拆掉房顶的瓦片，颈椎稳定性下降。颈托通过外部支撑，替代缺失的骨性结构，防止脊髓二次损伤。

（2）给神经水肿"降温"

　　手术区域就像"受伤的河道"，神经水肿如同洪水，颈部活动会加剧"水流冲击"。颈托限制活动，相当于筑起堤坝，为神经恢复争取时间。

（3）防范生活"小动作大风险"

　　据统计，30% 的术后并发症源于患者无意识动作——突然回头接电话、弯腰系鞋带。颈托像"智能警报器"，提醒患者保持颈部中立位。

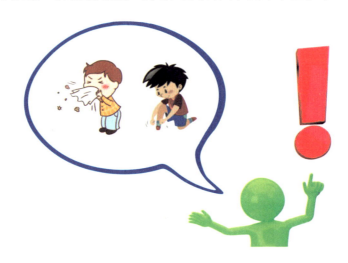

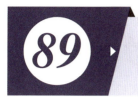

Chiari 畸形患者能正常运动吗?

运动不是禁忌,但需遵循"三阶梯原则"——像打怪升级一样逐步解锁!

(1)阶梯 1:术后黄金康复期(术后 0~3 个月)

1)推荐运动

①腹式呼吸训练(每天 10 分钟,降低颅内压)。

②仰卧位"点头运动"(活动颈椎,幅度小于 30°)。

③水中漫步(利用浮力减轻脊柱负担)。

2)目标:防止肌肉萎缩,促进血液循环。

(2)阶梯 2:功能强化期(术后 3~6 个月)

1)推荐运动

①靠墙静蹲(增强下肢力量,避免弯腰)。

②弹力带肩背训练(改善姿势,预防驼背)。

③八段锦"两手托天理三焦"(缓慢伸展,无头部后仰)。

2)禁忌:羽毛球扣杀、蝶泳(颈部过度后伸)。

(3)阶梯 3:终身运动管理

1)推荐运动

①平地骑行(时速<15 千米)、高尔夫推杆练习。

②低强度舞蹈(如华尔兹,避免头部快速旋转)。

2)禁忌

①蹦床、滑雪、拳击(属于高风险撞击)。

②高温瑜伽(体温升高可能加重神经水肿)。

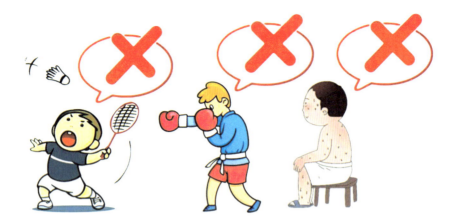

Chiari 畸形患者不能参加哪些运动？

以下运动堪比"颈椎炸弹"，务必拉响警报！

（1）瞬时冲击性运动

1）典型代表：橄榄球、冰球（身体碰撞概率>70%）、跳伞、蹦极（落地冲击力可达体重的 5 倍）运动。

2）危险机制：撞击或震动会通过脊柱传递到颅底，可能撕裂硬脑膜，导致脑脊液漏或小脑下垂。

（2）持续高压型运动

典型代表：举重、硬拉（憋气时颅内压飙升50% 以上）、潜水（水深每增加 10 米，颅内压升高1 倍）。

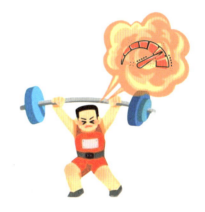

（3）剧烈震动型运动

典型代表：篮球、足球（尤其头球争顶动作），头颈部承受冲击力巨大。

（4）隐藏杀手——日常活动

高危动作：仰卧起坐（颈部代偿发力）、坐过山车（加速度使脑脊液剧烈波动）、参加商场"扫码摇手机"活动（高频晃动）。

91 大量补充维生素 A 会诱发 Chiari 畸形吗？

维生素虽好，可不要贪多哦！目前尚无直接证据表明大量补充维生素 A 会直接诱发 Chiari 畸形，但维生素 A 补充过量已被证实具有致畸性，与胎儿先天性畸形的发生有关。孕妇在妊娠期前 60 天摄入过量维生素 A 的风险极高，此时胎儿的器官组织正处于迅速发育阶段，维生素 A 的致畸性可能导致出生缺陷（如唇裂、腭裂等）、中枢神经系统畸形、心脏畸形、尿道畸形等。此外，成人和儿童过量补充维生素 A 也可能引发神经系统症状和肝脏损伤。多项研究已证实，维生素 A 摄入过多可导致良性颅内压增高，而长期颅内压增高可能诱发小脑扁桃体下疝，即 Chiari 畸形。

维生素 A 摄入推荐

人群	每日推荐摄入量	注意事项
成人	700～900 微克（约 3000 单位）	通过均衡饮食即可满足需求，避免过量补充
孕妇	不超过 10 000 单位/天	妊娠期前 60 天每天不超过 10 000 单位，每周不超过 25 000 单位
儿童	300～600 微克（约 1000～2000 单位）	根据年龄调整，避免过量摄入

根据世界卫生组织和各国营养学会的建议，维生素 A 每日推荐摄入量可以通过正常饮食轻松获得，比如进食胡萝卜、菠菜、鸡蛋或牛奶。服用补充剂和摄入富含维生素 A 的食物需谨慎，尤其是孕妇一定要咨询医生和营养师。

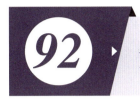

92 如何降低 Chiari 畸形胎儿发病风险呢?

降低胎儿 Chiari 畸形的发病风险较为复杂,因为 Chiari 畸形的具体病因尚未完全明确,可能与遗传因素、环境因素及胚胎发育异常有关。虽然无法完全避免,但可以通过以下措施降低风险。

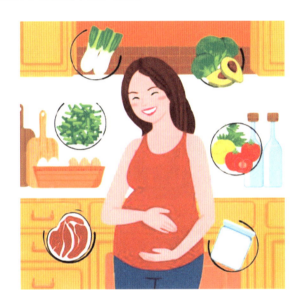

(1)孕前和妊娠期补充叶酸

叶酸(维生素 B_9)在胚胎发育中起关键作用,尤其是在神经管闭合过程中。Chiari 畸形与神经管缺陷存在一定关联性,补充叶酸可以降低神经管缺陷的风险。叶酸的食物来源包括绿叶蔬菜(如菠菜)、豆类、柑橘类水果及强化谷物等。

(2)避免接触致畸物质

某些药物可能增加胎儿先天性畸形的风险,如异维甲酸(用于治疗痤疮)和某些抗癫痫药物。妊娠期用药需在医生指导下进行。避免接触农药、重金属(如铅、汞)及其他有害化学物质,同时避免不必要的 X 射线或其他辐射暴露。

（3）保持健康的生活方式

保持均衡饮食、戒烟戒酒、控制体重，有助于降低胎儿畸形风险。

（4）定期产检与遗传咨询

通过胎儿 MRI 或超声检查可以早期发现 Chiari 畸形或其他发育异常。若夫妻双方有 Chiari 畸形或其他先天性畸形的家族史，建议在孕前进行遗传咨询，评估风险并制订预防计划。

（5）控制慢性疾病

孕妇患有糖尿病可能增加胎儿先天性畸形的风险，需严格控制血糖水平。妊娠期高血压可能影响胎儿正常发育，需在医生指导下管理。

（6）关注环境因素

避免长时间暴露于高温环境（如热水浴、桑拿），这可能增加胎儿神经管缺陷的发生风险。尽量减少暴露于高污染环境。

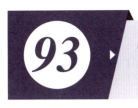

93 孕妇补充叶酸能减少 Chiari 畸形的发生吗?

　　孕妇补充叶酸可以减少神经管缺陷相关的 Chiari 畸形的发生。当孕妇在妊娠期间营养不良,叶酸缺乏时,胎儿的神经管就可能发育不良,导致胎儿的脊柱不能完全闭合,脊髓从缺损的地方跑出形成囊性肿物,进而导致 Chiari 畸形Ⅱ型。已有大量研究表明,孕前和妊娠期前 4 周孕妇补充叶酸,可以显著降低神经管缺陷的风险。

膨出的脊髓脊膜

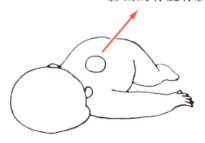

脊髓脊膜膨出

　　怎样补充叶酸呢? 避免过度烹饪,在饮食中加入新鲜的绿叶蔬菜和强化叶酸的谷物可以减少所有与叶酸缺乏相关的先天性发育异常的发生率。含叶酸的食物有豆类、绿叶蔬菜、水果、鸡蛋、乳制品、肉类和谷物。目前的指南建议有怀孕计划或有怀孕能力的妇女每天服用含有 400~800 微克叶酸的补充剂。但是,目前没有足够的证据证明孕妇服用叶酸能够减少其他类型 Chiari 畸形的发生。

94 ▶ Chiari 畸形女性患者可以备孕吗?

应根据患者的症状及畸形严重程度综合考虑。

据目前文献报道,Chiari 畸形女性患者不仅可以妊娠,甚至可进行正常阴道分娩。但需神经外科医生、产科医生及麻醉医生密切协作,且孕前及妊娠期护理对 Chiari 畸形女性患者至关重要,这要求多学科团队具备丰富的 Chiari 畸形管理经验。若患者计划怀孕或已妊娠,需密切关注 Chiari 畸形相关症状。分娩是关键的临床阶段,需团队密切监测,并在分娩过程中为孕妇提供有效镇痛。

无症状女性患者的分娩方式应基于产科指征选择。Chiari 畸形 I 型女性患者需避免咳嗽、打喷嚏、弯腰、提重物及剧烈体力活动,以免加重症状。部分患者曾接受手术治疗,可能担忧妊娠期间复发。现有研究支持患者在孕前及产前阶段自主选择分娩方式,同时需定期产检、保持科学饮食,并由多学科团队评估产前神经系统状态,制订详细护理计划,这对改善妊娠结局至关重要。

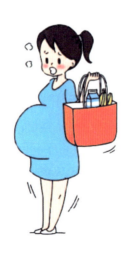

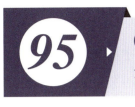

Chiari 畸形患者是否需要心理支持治疗?

心理支持是 Chiari 畸形患者的一种重要治疗方式。

通过一项针对 Chiari 畸形患者的认知和心理表现的前瞻性研究,证实了患者在手术减压前的多项测试和认知领域的表现低于正常水平,手术后表现出神经系统改善,但认知能力或心理功能没有任何下降。然而疾病本身带来的心理压力、治疗相关的心理负担、生活改变导致的心理落差等,证明围术期给予 Chiari 畸形患者心理支持十分必要。家人、朋友的关心陪伴,医护人员的心理疏导,必要时专业心理医生的介入,都有助于患者以更积极的心态面对疾病,提高治疗依从性和生活质量。

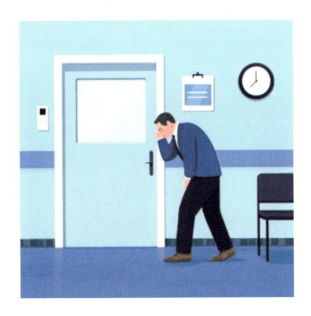

Chiari 畸形患者心理压力的 4 种来源如下。

(1)症状复杂且痛苦

Chiari 畸形患者常出现头痛、颈部疼痛、肢体麻木无力、吞咽困难、眩晕等一系列症状。这些症状不仅影响患者的日常生活,还会持续给患者带来身体上的痛苦,使患者产生焦虑、烦躁等负面情绪。

(2)对病情进展的担忧

部分 Chiari 畸形患者病情可能逐渐发展,患者会对未来病情变化感到担忧和恐惧,比如害怕出现更严重的神经系统功能障碍,如四肢瘫痪或呼吸骤停,影响生活质量甚至危及生命,这种不确定性会给患者心理造成较大压力。

(3)对手术的恐惧

Chiari 畸形通常需要手术治疗来缓解神经压迫,但手术存在一定风险,患者可能会对手术过程、手术效果以及术后恢复情况产生恐惧和担忧。

(4)家庭角色转变

部分患者因疾病无法承担原本在家庭中的责任,可能需要家人照顾,这会使患者内心产生愧疚感,同时家庭关系的变化也可能给患者带来心理压力。

Chiari 畸形患者是否适合理疗？

Chiari 畸形是一种先天性畸形，是否适合理疗需根据具体病情个体化评估，慎重选择。

（1）适应证

若患者症状较轻，仅存在偶尔颈部不适或轻微神经系统症状，推拿和针灸作为祖国医学的瑰宝，可作为辅助治疗手段。推拿能帮助放松颈部肌肉，减轻因肌肉紧张导致的局部疼痛和不适，改善颈部血液循环。针灸通过刺激特定穴位，也可能在一定程度上调节神经功能、缓解疼痛。

（2）禁忌证

当 Chiari 畸形患者病情严重，如出现

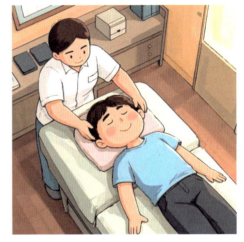

明显的脊髓空洞症，伴有肢体无力、感觉障碍进行性加重、大小便功能障碍等，尤其患者合并寰枢关节脱位引起颅颈连接不稳者，此时脊髓和神经受压明显，推拿或针灸可能因增加局部压力或刺激，导致椎体滑脱，引起神经损伤进一步加重，这种情况下不适合推拿或针灸。对于符合手术治疗指征的患者，以及需通过枕下减压术解除小脑扁桃体对脊髓等组织压迫来改善病情的患者，推拿或针灸无法从根本上解决问题，还可能延误治疗，故不建议使用。Chiari 畸形患者进行推拿或针灸前，务必咨询神经外科医生，结合患者具体病情、身体状况等，综合评估其安全性和有效性，制订个体化治疗方案。

是否需要对 Chiari 畸形患者的家庭成员进行宣教?

需要,对 Chiari 畸形患者的家庭成员进行教育的内容如下。

(1) 协助治疗与康复

Chiari 畸形患者可能需要长期治疗与康复,家庭成员可在治疗过程中起到关键作用。通过宣教,他们能明白按时服药、定期复查的重要性,提醒并监督患者遵循医嘱,确保治疗效果。了解康复训练的方法和意义后,家庭成员可在家中协助患者进行康复锻炼,如简单的肢体运动、平衡训练等,提高患者的康复效果和生活自理能力。

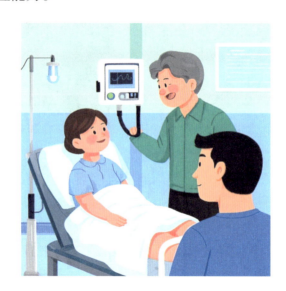

(2) 紧急情况应对

Chiari 畸形患者可能出现一些紧急状况,如颈部外伤后突发的严重头痛、意识改变等。家庭成员接受教育后,能识别这些紧急症状,掌握正确的紧急处理方法,如及时呼叫急救、采取合适的体位等,为患者争取宝贵的救治时间。

（3）家庭护理与生活调整

家庭成员学习针对 Chiari 畸形患者的家庭护理知识，包括如何预防压力性损伤、呼吸道感染等并发症，为患者创造舒适、安全的家庭环境。了解疾病对患者日常生活的影响，家庭成员可以在生活方式上做出相应调整，如合理安排饮食、调整作息，帮助患者更好地适应疾病，提高生活质量。

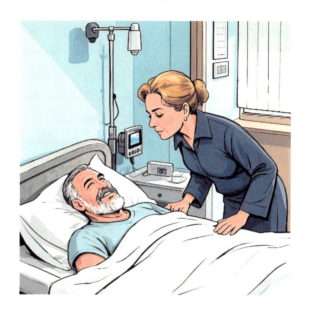

（4）心理支持与沟通

Chiari 畸形患者常因疾病带来的身体不适和生活限制，出现焦虑、抑郁等心理问题。家庭成员的鼓励，可帮助患者积极面对疾病。同时，家庭成员自身也需要应对照顾患者带来的压力和负担，通过教育获得心理调适的方法，有助于维护家庭的和谐氛围，促进患者康复。

98 ▶ 表现为呛咳和吞咽障碍的 **Chiari** 畸形患者术后需要留置胃管吗?

需要,留置胃管对患者术后恢复有助益。

(1)畸形类型与症状严重程度

1)Chiari 畸形 I 型:若患者主要表现为轻度吞咽障碍和偶尔呛咳,且术后症状有明显改善,可考虑不常规留置胃管,但需密切观察进食情况和有无误吸发生。如患者吞咽障碍严重,频繁呛咳,甚至影响正常呼吸,则需留置胃管,以保障营养摄入和防止误吸。一旦大量误吸可能导致窒息而死亡。

2)Chiari 畸形 II 型及以上:通常病情较为复杂,除吞咽障碍和呛咳外,还可能伴有其他神经系统症状和并发症,术后留置胃管更为必要,可有效降低因吞咽困难导致的营养不良和误吸风险。

(2)术后恢复情况

1)恢复良好:若患者术后吞咽功能恢复迅速,呛咳症状明显减轻,可在医生评估后考虑拔除胃管,逐步过渡到经口进食。

2)恢复缓慢或出现并发症:如术后出现脑脊液漏、颅内感染等并发症,患者身体健康状况较差,吞咽功能恢复可能受到影响,此时留置胃管可确保营养供应,维持患者身体功能,有利于并发症的治疗和康复。

(3)留置胃管的益处

1)保障营养摄入:吞咽障碍会使患者难以经口保证进食足够的营养,留置胃管可确保患者获得足够的热量、蛋白质和维生素等营养物质,维持身体正常代谢和促进术后恢复。

2)防止误吸:呛咳症状增加了食物或分泌物误入气道的风险,可能导致肺部感染等严重并发症。临床上因误吸阻塞气道而引起死亡的案例时有发生,医生务必高度重视。留置胃管可避免经口进食时发生误吸,减少肺部感染等并发症的发生率。

3) 利于康复训练:术后早期留置胃管,患者无须担心进食问题,可更好地休息和进行康复训练,有助于吞咽功能的恢复。同时,胃管的留置也为药物治疗提供了便利,可确保药物的准确摄入。

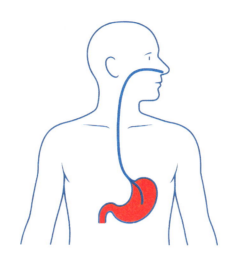

留置胃管

应用人工智能可以预测 Chiari 畸形预后吗?

人工智能可以预测 Chiari 畸形患者的预后,是一种重要的辅助参考工具,但存在一定局限性,仍需临床医生的精准判断。

在医学领域,Chiari 畸形是一种复杂的神经系统疾病,其中 Chiari 畸形 I 型较为常见,表现为小脑扁桃体疝入枕骨大孔 5 毫米以下。对于患者来说,了解疾病的预后情况十分关键,而近年来随着高科技尤其人工智能技术的快速发展,为预测 Chiari 畸形的预后带来了新的可能。那么,人工智能真的能预测 Chiari 畸形的预后吗? 让我们一起来探索。

有研究人员收集了大量人群的 MRI 数据,包括确诊为 Chiari 畸形 I 型的患者和脑部 MRI 正常的人。他们运用深度学习中的卷积神经网络(CNN),对这些数据进行深入分析。经过一系列复杂的处理和训练,如数据增强、模型优化等,得到了令人惊喜的结果。其中,VGG19 模型在数据增强后,敏感性达到 97.1%,特异性为 97.4%,受试者工作特征曲线下面积(AUC)为 0.99;ResNet50 模型的敏感性为 94.0%,特异性为 94.4%,AUC 为 0.98。这表明人工智能在识别 Chiari 畸形 I 型方面具有较高的准确性,为后续的预后判断提供了重要基础。因为准确诊断是预测预后的第一步,只有先明确疾病的类型和程度,才能更好地推测其发展趋势。

有研究则聚焦于预测 Chiari 畸形 I 型患者手术后症状的复发情况。研究人员回顾了许多接受手术治疗的患者资料,综合考虑了 MRI 数据、临床特征等多方面因素。通过建立不同的模型进行分析,发现结合 MRI、术前 SF-12 身体成分量表评分和小脑异位程度的综合模型表现最佳,其 AUC 达到 0.71,F1 评分达到 0.74。这意味着,通过整合多种信息,人工智能模型在预测术后症状复发方面具有一定的能力,医生可以借助这些模型,提前发现哪些患者更有可能出现症状复发,从而采取相应的预防和治疗措施。

有研究提出了一种新的算法——MaChiP1.0 算法。该算法用于评估获得性 Chiari 畸形 I 型的病因,因为明确病因对于预测疾病的发展和预后非常重要。研究发现,像特发性颅内高压、自发性低颅压等上游病因,以及脊髓脑脊液漏、脑脊膜憩室等下游病因,都会对 Chiari 畸形的预后产生影响。人工智能可以通过分析 MRI 测量值等数据,帮助医生发现这些潜在的病因,进而更准确地预测疾病的发展方向。

不过,目前人工智能在预测 Chiari 畸形预后方面还存在一些挑战。一方面,现有的研究样本量相对较小,可能无法涵盖所有类型的患者和情况,这会影响模型的准确性和可靠性。另一方面,数据的一致性和获取也有一定的难度,不同医院的检查设备和方法不同,获取的数据可能存在差异,这给人工智能模型的训练和应用带来了困难。

总的来说,人工智能在预测 Chiari 畸形预后方面已经取得了一些进展,但还不能完全准确地预测每一个患者的情况。随着技术的不断进步和研究的深入,未来人工智能有望在这一领域发挥更大的作用。或许在不久的将来,人工智能能够成为医生预测 Chiari 畸形预后的得力助手,为患者提供更精准的医疗服务和更好的治疗方案。

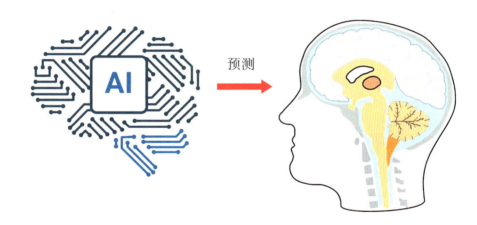

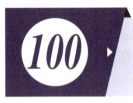

关于 **Chiari** 畸形有哪些新的研究进展？

Chiari 畸形的新研究进展主要体现在以下几个方面。

（1）遗传学研究

Chiari 畸形患者最常表现为做 Valsalva 动作诱发的头痛、感觉障碍或小脑症状、吞咽困难等。总体而言,有越来越多的证据表明 Chiari 畸形具有遗传因素。它不太可能用经典的孟德尔遗传模式来解释,而是一种受可变外显率、共分离和完全非遗传因素影响的多基因结构。一项研究确定了染色体结构域解旋酶 DNA 结合蛋白 3 和 8（*CHD*3 和 *CHD*8）基因的变异,可能与 Chiari 畸形 Ⅰ型有关,并在大脑发育中起关键作用。对于家系中罹患 Chiari 畸形的一级亲属,建议临床医生进行更密切的临床和影像学监测,积极宣教,并考虑及早进行基因检测。

（2）诊断技术

MRI 不仅可以准确发现脊髓空洞症,还可以明确空洞的位置、范围与大小,并有助于发现是否存在相关脊柱畸形（特别是脊柱侧弯）及其严重程度,排除其他导致脊髓空洞症的病因,如髓内肿瘤、蛛网膜炎症等。屈曲位和伸展位动态 MRI 可用来评估延颈髓腹侧和背侧的受压程度并明确症状与 Chiari 畸形 Ⅰ型的关系,有助于判断手术适应证并评估骨质异常是否可复位。常规 MRI 足以诊断 Chiari 畸形 Ⅰ型,但不能准确预测患者临床症状或手术效果。脑脊液流体动力学测量可以为医生提供更完整的信息,辅助预测患者临床症状的进展和手术治疗效果。

（3）治疗理念更新

症状性 Chiari 畸形治疗的核心理念包括扩大枕骨大孔容积、减轻神经组织的压迫、恢复脑脊液循环通路。当今 Chiari 畸形合并脊髓空洞症的治疗必须基于临床症状、影像解剖学和脑脊液流体动力学指标的三维精准治疗模式,摒弃传统上单纯依靠临床症状和 MRI 影像解剖学的二维治疗模式。此外,枕下减压术仍然是目前治疗 Chiari 畸形的有效手段。枕下减压术的最新理念包括骨性减压、膜性减压和脑脊液减压,而非既往常常采用的骨性减压+膜性减压。对于症状性 Chiari 畸形,只有进行充分的三重减压手术,才是远期获得临床症状改善和脊髓空洞缩小等更佳疗效的关键策略。

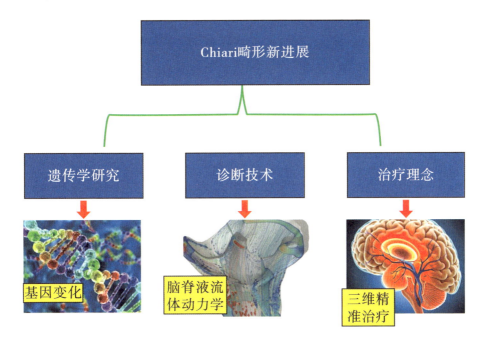

参考文献

［1］黄南勇,刘俊,姚浩群. Chiari 畸形Ⅰ型合并脊髓空洞症的诊断与治疗进展［J］.实用临床医学,2023,24（4）:125-130.

［2］Chiari Malformation:Practice Essentials,Problem,Epidemiology. em edicine. medscape. com/article/1483583-overview. 2024-10-29.

［3］ATALLAH O,WOLFF F F,KRAUSS J K. The Chiari Malformations:A Bibliometric Analysis of the 100 Most Cited Articles［J］. World Neurosurg,2023,175:e754-e768.

［4］Chiari malformations - UpToDate. UpToDate. 2023.［Online］Available: https://www. uptodate. com/contents/chiari-malformations.

［5］王蒙,胡岩,左玉超,等. 成人 Chiari 畸形和脊髓空洞症的诊断及治疗:国际专家共识（2021）解读［J］. 中华神经医学杂志,2022,21（9）:865-869.

［6］GREENE N D,COPP A J. Neural tube defects［J］. Annu Rev Neurosci,2014,37:221-242.

［7］KUHN J,WEISBROD L J,EMMADY P D. Chiari Malformation Type 2［J］. In: StatPearls. Treasure Island（FL）:StatPearls Publishing.

［8］HASSAN T F,MORGAN R D,PSAROMATIS KM,et al. A genetic component in Chiari I malformation:Chiari 1 malformation in all five family members［J］. Radiol Case Rep,2024,19（4）:1445-1451.

［9］MEKBIB K Y,MUñOZ W,ALLINGTON G,et al. Human genetics and molecular genomics of Chiari malformation type 1［J］. Trends Mol Med,2023,29（12）:1059-1075.

［10］MUSOLF A M,HO W S C,LONG K A,et al. Small posterior fossa in Chiari I malformation affected families is significantly linked to 1q43-44 and 12q23-24. 11 using whole exome sequencing［J］. Eur J Hum Genet,2019,27（10）:1599-1610.

［11］NIEHRS C. Function and biological roles of the Dickkopf family of Wnt modulators［J］. Oncogene,2006,25（57）:7469-7481.

［12］DAVISA A,ZUCCOLI G,HAREDY M M,et al. The Incidence of Chiari Malformations in Patients with Isolated Sagittal Synostosis〔J〕. Plast Reconstr Surg Glob Open,2019,7(2):e2090.

〔13〕MILHORAT T H,CHOU M W,TRINIDAD E M,et al. Chiari I malformation redefined:clinical and radiographic findings for 364 symptomatic patients〔J〕. Neurosurgery,1999,44(5):1005-1017.

〔14〕ÖNAL H,ERSEN A,GEMICI H,et al. Acquired Chiari I Malformation Secondary to Spontaneous Intracranial Hypotension Syndrome and Persistent Hypoglycemia:A Case Report〔J〕. J Clin Res Pediatr Endocrinol,2018,10(4):391-394.

〔15〕HENTATI A,BADRI M,BAHRI K,et al. Acquired Chiari I malformation due to lumboperitoneal shunt:A case report and review of literature〔J〕. Surg Neurol Int,2019,10:78.

〔16〕WANG J,ALOTAIBI N M,SAMUEL N,et al. Acquired Chiari Malformation and Syringomyelia Secondary to Space-Occupying Lesions:A Systematic Review〔J〕. World Neurosurg,2017,98:800-808. e2.

〔17〕BOGDANOV E I,FAIZUTDINOVA A T,MENDELEVICH E G,et al. Epidemiology of Symptomatic Chiari Malformation in Tatarstan:Regional and Ethnic Differences in Prevalence〔J〕. Neurosurgery,2019,84(5):1090-1097.

〔18〕郭付有,范涛. Chiari 畸形的精准手术治疗〔M〕. 北京:化学工业出版社,2023.

〔19〕于春水,马林,张伟国. 颅脑影像诊断学〔M〕. 北京:人民卫生出版社,2019.

〔20〕STOVNER L J,RINCK P. Syringomyelia in Chiari malformation:relation to extent of cerebellar tissue herniation〔J〕. Neurosurgery,1992,31(5):913-917.

〔21〕金光晖,阚志生,王国立,等. Chiari Ⅰ型畸形患者小脑扁桃体下疝程度与脊髓空洞症的关系分析〔J〕. 中国临床医学影像杂志,2004,(9):481-482,485.

〔22〕埃里克·范·德·凯尔夫. 神经脊柱外科学〔M〕. 菅凤增,译. 北京:北京大学医学出版社,2021.

〔23〕RAVINDRA V M,BROCKMEYER D L. Complex Chiari Malformations:Diagnosis,Evaluation,and Treatment〔J〕. Neurosurg Clin N Am,2023;34(1):143-150.

[24] BROCKMEYER D L. The complex Chiari：issues and management strategies [J]. Neurol Sci,2011,32（Suppl 3）:S345-S347.

[25] 韩诗远,李永宁. Chiari 畸形的解剖学特点与分型[J]. 中国脊柱脊髓杂志,2020,30（4）:372-378.

[26] 郭付有. 成人 Chiari 畸形Ⅰ型的治疗共识和争议[J]. 中华脑科疾病与康复杂志(电子版),2021,11（2）:65-67.

[27] 田学丰,程宏伟,王先祥,等. 后路减压复位内固定术治疗 Chiari 畸形合并寰枢椎脱位的临床应用研究[C]//中国医师协会,中国医师协会神经外科医师分会. 第十三届中国医师协会神经外科医师年会摘要集. 安徽医科大学第一附属医院神经外科,2018:3.

[28] 郭付有. 儿童 Chiari 畸形Ⅰ型的治疗规范及争议[J]. 国际神经病学神经外科学杂志,2022,49（4）:80-84.

[29] GEORGE T M,HIGGINBOTHAM N H. Defining the signs and symptoms of Chiari malformation type Ⅰ with and without syringomyelia[J]. Neurol Res,2011,33（3）:240-246.

[30] MAKOSHI Z,LEONARD J R. Clinical Manifestations of Chiari I Malformation [J]. Neurosurg Clin N Am,2023,34（1）:25-34.

[31] THUNSTEDT D C,SCHMUTZER M,FABRITIUS M P,et al. Headache characteristics and postoperative course in Chiari I malformation[J]. Cephalalgia,2022,42（9）:879-887.

[32] GRAHOVAC G,PUNDY T,TOMITA T. Chiari type I malformation of infants and toddlers[J]. Childs Nerv Syst,2018,34（6）:1169-1176.

[33] 饶桂兰,彭永,甘棋心,等. 非手术治疗自行缓解的小脑扁桃体下疝畸形Ⅰ型伴脊髓空洞症 1 例报道及文献复习[J]. 国际神经病学神经外科学杂志,2023,50（4）:50-53.

[34] 刘阳,李学,王增光,等. Chiari Ⅰ型畸形伴脊髓空洞自然消退一例并文献复习[J]. 中华临床医师杂志(电子版),2011,5（7）:2088-2091.

[35] BOTELHO R V,BITTENCOURT L R,ROTTA J M,et al. Adult Chiari malformation and sleep apnoea[J]. Neurosurg Rev,2005,28（3）:169-176.

[36] ZOLTY P,SANDERS M H,POLLACK I F. Chiari malformation and sleep-disordered breathing：a review of diagnostic and management issues [J]. Sleep,2000,23（5）:637-643.

[37] FRIČ R,EIDE P K. Chiari type 1-a malformation or a syndrome? A critical

review[J]. Acta Neurochir (Wien),2020,162(7):1513-1525.

[38] VAN DELLEN J R. Chiari Malformation:An Unhelpful Eponym[J]. World Neurosurg,2021,156:1-3.

[39] HEISS J D. Cerebrospinal Fluid Hydrodynamics in Chiari I Malformation and Syringomyelia:Modeling Pathophysiology[J]. Neurosurg Clin N Am,2023, 34(1):81-90.

[40] SALETTI V,FARINOTTI M,PERETTA P,et al. The management of Chiari malformation type 1 and syringomyelia in children:a review of the literature [J]. Neurol Sci,2021,42(12):4965-4995.

[41] BERETTA E,VETRANO I G,CURONE M,et al. Chiari malformation-related headache:outcome after surgical treatment[J]. Neurol Sci,2017,38(Suppl 1):95-98.

[42] LACY M,DEDIOS-STERN S,FREDRICKSON S,et al. Prevalence of Psychiatric Diagnoses in Pediatric Chiari Malformation Type 1[J]. Pediatr Neurosurg,2018,53(6):371-378.

[43] CHEUNG J P Y,LUK K D. Managing the Pediatric Spine:Growth Assessment [J]. Asian Spine J,2017,11(5):804-816.

[44] D'ARCO F,GANAU M. Which neuroimaging techniques are really needed in Chiari I? A short guide for radiologists and clinicians[J]. Childs Nerv Syst, 2019,35(10):1801-1808.

[45] MEYER B,WAGNER A,GRASSNER L,et al. Chiari malformation type I and basilar invagination originating from atlantoaxial instability:a literature review and critical analysis[J]. Acta Neurochir (Wien),2020,162(11):2925.

[46] ALGIN O,HAKYEMEZ B,PARLAK M. Phase-contrast MRI and 3D-CISS versus contrast-enhanced MR cisternography on the evaluation of the aqueductal stenosis[J]. Neuroradiology,2010,52(2):99-108.

[47] BHADELIA R A,BOGDAN A R,WOLPERT S M,et al. Cerebrospinal fluid flow waveforms:analysis in patients with Chiari I malformation by means of gated phase-contrast MR imaging velocity measurements[J]. Radiology, 1995,196(1):195-202.

[48] PUJOL J,ROIG C,CAPDEVILA A,et al. Motion of the cerebellar tonsils in Chiari type I malformation studied by cine phase-contrast MRI[J]. Neurology,1995,45(9):1746-1753.

[49] ROCQUE B G, OAKES W J. Surgical Treatment of Chiari I Malformation[J]. Neurosurg Clin N Am,2015,26(4):527-531.

[50] YAHANDA A T, LIMBRICK D D J R. Posterior Fossa Decompression with or Without Duraplasty for Chiari I Malformation[J]. Neurosurg Clin N Am, 2023,34(1):105-111.

[51] MASSIMI L, PENNISI G, FRASSANITO P, et al. Chiari type I and hydrocephalus[J]. Childs Nerv Syst,2019,35(10):1701-1709.

[52] XIN Y, XU Z, DONG Z, et al. Posterior fossa decompression with or without duraplasty in patients with Chiari type I malformation: A systematic review [J]. Asian J Surg,2024,47(4):1961-1962.

[53] WALKER-PALMER T K, COCHRANE D D, SINGHAL A, et al. Outcomes and complications for individual neurosurgeons for the treatment of Chiari I malformation at a children's hospital[J]. Childs Nerv Syst,2019,35(10): 1895-1904.

[54] BHIMANI A D, ESFAHANI D R, DENYER S, et al. Adult Chiari I Malformations: An Analysis of Surgical Risk Factors and Complications Using an International Database[J]. World Neurosurg,2018,115:e490-e500.

[55] DEVLIEGER J, DEJAEGHER J, VAN CALENBERGH F. Posterior fossa decompression for Chiari malformation type I: clinical and radiological presentation, outcome and complications in a retrospective series of 105 procedures [J]. Acta Neurol Belg,2019,119(2):245-252.

[56] CAMINOWILLHUBER G O, BOSIO S T, PUIGDEVALL M H, et al. Craniocervical spinal instability after type 1 Arnold Chiari decompression: a case report[J]. J Pediatr Orthop B,2017,26(1):80-85.

[57] DETOMMASI C, BOND A E. Complicated Pseudomeningocele Repair After Chiari Decompression: Case Report and Review of the Literature[J]. World Neurosurg,2016,88:688. e1-688. e7.

[58] GALAN D, MONUSZKO K, SANKEY E W, et al. Fibrin glue as an adjuvant dural sealant reduces the rate of perioperative complications in posterior fossa decompression with duraplasty: A single center experience in 165 adult Chiari I patients[J]. J Clin Neurosci,2019,68:80-85.

[59] SHARMA H, TREIBER J M, BAUER D F. Chiari 1 and Hydrocephalus-A Review[J]. Neurol India,2021,69(Supplement):S362-S366.

［60］DI ROCCO C，FRASSANITO P，MASSIMI L，et al. Hydrocephalus and Chiari type I malformation［J］. Childs Nerv Syst，2011，27（10）：1653-1664.

［61］NOURELDINE M H A，SHIMONY N，JALLO G I，et al. Scoliosis in patients with Chiari malformation type I［J］. Childs Nerv Syst，2019，35（10）：1853-1862.

［62］KRIEGER M D，FALKINSTEIN Y，BOWEN I E，et al. Scoliosis and Chiari malformation Type I in children［J］. J Neurosurg Pediatr，2011，7（1）：25-29.

［63］SHANMUGASUNDARAM S，VISWANATHAN V K，SHETTY A P，et al. Type I Arnold Chiari Malformation with Syringomyelia and Scoliosis：Radiological Correlations between Tonsillar Descent，Syrinx Morphology and Curve Characteristics：A Retrospective Study［J］. Asian Spine J，2023，17（1）：156-165.

［64］EULE J M，ERICKSON M A，O'BRIEN M F，et al. Chiari I malformation associated with syringomyelia and scoliosis：a twenty-year review of surgical and nonsurgical treatment in a pediatric population［J］. Spine（Phila Pa 1976），2002，27（13）：1451-1455.

［65］宋来君. 神经外科围术期管理［M］. 郑州：郑州大学出版社，2013.

［66］HU Y，ZHANG M，DUAN C，et al. A long-term follow-up study of adults with Chiari malformation type I combined with syringomyelia［J］. Front Neurol，2023，14：1274971.

［67］ANTKOWIAK L，TABAKOW P. Comparative Assessment of Three Posterior Fossa Decompression Techniques and Evaluation of the Evidence Supporting the Efficacy of Syrinx Shunting and Filum Terminale Sectioning in Chiari Malformation Type I. A Systematic Review and Network Meta-Analysis［J］. World Neurosurg，2021，152：31-43.

［68］ZAMŁYŃSKI J，OLEJEK A，KOSZUTSKI T，et al. Comparison of prenatal and postnatal treatments of spina bifida in Poland--a non-randomized，single-center study［J］. J Matern Fetal Neonatal Med，2014，27（14）：1409-1417.

［69］VERBEEK R J，HEEP A，MAURITS N M，et al. Fetal endoscopic myelomeningocele closure preserves segmental neurological function［J］. Dev Med Child Neurol，2012，54（1）：15-22.

［70］GÜNERHAN G，ÇAĞLL E，DAĞLAR Z，et al. A comparative analysis of neuroendoscopic foramen magnum decompression versus traditional open surgery for Chiari Malformation Type I［J］. Eur Spine J，2024，33（8）：3049-3059.

［71］ARNAUTOVIC A，POJSKI Ć M，ARNAUTOVI Ć K I. Adult Chiari Malformation Type Ⅰ：Surgical Anatomy，Microsurgical Technique，and Patient Outcomes ［J］. Neurosurg Clin N Am，2023，34（1）：91－104.

［72］李奇，武文韬，鲍刚，等. Chiari 畸形Ⅰ型经神经内镜下后颅窝减压术后发热原因探讨及技术改进［J］. 西安交通大学学报（医学版），2019，40（06）：1002－1006.

［73］ROSENBLUM J S，POMERANIEC I J，HEISS J D. Chiari Malformation（Update on Diagnosis and Treatment）［J］. Neurol Clin，2022，40（2）：297－307.

［74］COGNAT E，KOEHL B，LILAMAND M，et al. Preventing Post－Lumbar Puncture Headache［J］. Ann Emerg Med，2021，78（3）：443－450.

［75］CARMAN M J. Lumbar Puncture［J］. Adv Emerg Nurs J，2024，46（2）：141－148.

［76］中国医师协会神经外科分会脊柱脊髓专家委员会. 儿童 Chiari 畸形Ⅰ型诊疗专家共识［J］. 中华神经医学杂志，2023，22（4）：325－332.

［77］郭付有，赵洪洋. Chiari 畸形［M］. 新加坡：伊诺科学出版社，2021.

［78］TUBBS R S，BECKMAN J，NAFTEL R P，et al. Institutional experience with 500 cases of surgically treated pediatric Chiari malformation Type Ⅰ［J］. J Neurosurg Pediatr，2011，7（3）：248－256.

［79］CACCIOLA F，CAPOZZA M，PERRINI P，et al. Syringopleural shunt as a rescue procedure in patients with syringomyelia refractory to restoration of cerebrospinal fluid flow［J］. Neurosurgery，2009，65（3）：471－476.

［80］MASSIMI L，PERETTA P，ERBETTA A，et al. Diagnosis and treatment of Chiari malformation type 1 in children：the International Consensus Document ［J］. Neurol Sci，2022，43（2）：1311－1326.

［81］TAM S K P，BRODBELT A，BOLOGNESE P A，et al. Posterior fossa decompression with duraplasty in Chiari malformation type 1：a systematic review and meta－analysis［J］. Acta Neurochir（Wien），2021，163（1）：229－238.

［82］JAYARAO M，SOHL K，TANAKA T. Chiari malformation Ⅰ and autism spectrum disorder：an underrecognized coexistence［J］. J Neurosurg Pediatr，2015，15（1）：96－100.

［83］ALIAGA L，HEKMAN K E，YASSARI R，et al. A novel scoring system for assessing Chiari malformation type Ⅰ treatment outcomes［J］. Neurosurgery，2012，70（3）：656－665.

[84] ZHOU L N,XIAO X,CHEN X Y,et al. The Surgical Strategy Cerebrospinal Fluid Decompression Facilitates Outcomes of Adults with Chiari Malformation Type I:An Observational,Real-World,Single-Center Study of 528 Patients [J]. World Neurosurg,2024,189:e841-e856.

[85] HERNÁNDEZ-HERNÁNDEZ A,URIBE-PACHECO R,GUINTO-NISHIMURA G Y,et al. Predictors of poor functional outcomes in adults with type I Chiari Malformation:Clinical and surgical factors assessed with the Chicago Chiari Outcome Scale over long-term follow-up[J]. Clin Neurol Neurosurg,2024,243:108392.

[86] 张翼.成人 Chiari 畸形的手术方案、疗效评价及预后[J].中西医结合心脑血管病杂志,2017,15(19):2.

[87] 黄维,胡喻,刘家刚,等.基于加速康复外科的早期康复活动对 Chiari 畸形患者的疗效观察[J].四川医学,2021,42(7):717-721.

[88] 徐碧金,曾晓琴,国宁.Chiari 畸形 I 型的术后观察和护理[J].医药前沿,2016,6(32):255-256.

[89] HAMAOUI A,ALAMINI-RODRIGUES C. Influence of Cervical Spine Mobility on the Focal and Postural Components of the Sit-to-Stand Task[J]. Front Hum Neurosci,2017,11:129.

[90] BASTOS MAIA S,ROLLAND SOUZA A S,COSTA CAMINHA M F,et al. Vitamin A and Pregnancy:A Narrative Review[J]. Nutrients,2019,11(3):681.

[91] ABADIE R B,STAPLES A A,LAUCK L V,et al. Vitamin A-Mediated Birth Defects:A Narrative Review[J]. Cureus,2023,15(12):e50513.

[92] MADEN M. Vitamin A and the developing embryo[J]. Postgrad Med J,2001,77(910):489-491.

[93] GANESH D,SAGAYARAJ B M,BARUA R K,et al. Arnold Chiari malformation with spina bifida:a lost opportunity of folic Acid supplementation[J]. J Clin Diagn Res,2014,8(12):OD01-OD03.

[94] KANCHERLA V. Neural tube defects:a review of global prevalence,causes,and primary prevention[J]. Childs Nerv Syst,2023,39(7):1703-1710.

[95] PARFITT S E,ROTH C K. Chiari malformation in pregnancy[J]. Nurs Womens Health,2015,19(2):177-181.

[96] DWYER E R,FILION K B,MACFARLANE A J,et al. Who should consume

high-dose folic acid supplements before and during early pregnancy for the prevention of neural tube defects? [J]. BMJ,2022,377:e067728.

[97] MCCLUGAGE S G,OAKES W J. The Chiari I malformation[J]. J Neurosurg Pediatr,2019,24(3):217-226.

[98] ROPER J C,AL WATTAR B H,SILVA A H D,et al. Management and birth outcomes of pregnant women with Chiari malformations:A 14 years retrospective case series[J]. Eur J Obstet Gynecol Reprod Biol,2018,230:1-5.

[99] JANJUA M B,HAYNIE A E,BANSAL V,et al. Determinants of Chiari I progression in pregnancy[J]. J Clin Neurosci,2020,77:1-7.

[100] SEAMAN S C,DEIFELT S C,MANZEL K,et al. Cognitive and Psychological Functioning in Chiari Malformation Type I Before and After Surgical Decompression-A Prospective Cohort Study[J]. Neurosurgery,2021,89(6):1087-1096.

[101] LABUDA R,LOTH D,LOTH F,et al. Pain and Depression Account for More Than One Half of the Neck Disability Variance Among Adult Women with Chiari I[J]. World Neurosurg,2023,171:e478-e485.

[102] VICKERS A J,VERTOSICK E A,LEWITH G,et al. Acupuncture for Chronic Pain:Update of an Individual Patient Data Meta-Analysis[J]. J Pain,2018,19(5):455-474.

[103] XU S,WANG L,COOPER E,et al. Adverse events of acupuncture:a systematic review of case reports[J]. Evid Based Complement Alternat Med,2013,2013:581203.

[104] SADLER B,WILBORN J,ANTUNES L,et al. Rare and de novo coding variants in chromodomain genes in Chiari I malformation[J]. Am J Hum Genet,2021,108(3):530-531.

[105] SHAYAN-MOGHADAM R,SHARAFI M,VIOLAS P,et al. Grisel's syndrome and Down syndrome:a case report[J]. Int J Burns Trauma,2023,13(2):94-98.

[106] VINCK A,MAASSEN B,MULLAART R,et al. Arnold-Chiari-II malformation and cognitive functioning in spina bifida[J]. J Neurol Neurosurg Psychiatry,2006,77(9):1083-1086.

[107] MARIN-PADILLA M,MARIN-PADILLA T M. Morphogenesis of experimentally induced Arnold--Chiari malformation[J]. J Neurol Sci,1981,50(1):

29-55.

［108］SOLIS-MORUNO M，DE MANUEL M，HERNANDEZ-RODRIGUEZ J，et al. Potential damaging mutation in LRP5 from genome sequencing of the first reported chimpanzee with the Chiari malformation［J］. Sci Rep，2017，7（1）：15224.

［109］中国垂体腺瘤协作组. 中国肢端肥大症诊治共识（2021 版）［J］. 中华医学杂志，2021，101（27）：2115-2126.

［110］CIARLONI A，SALVIO G. Acromegaly，Herniation of Cerebellar Tonsils，and Arnold-Chiari 1 Malformation：The Importance of Right Definitions［J］. Case Rep Endocrinol，2024，2024：4733399.

［111］ORTEGA-EVANGELIO G，ALCON J J，ALVAREZ-PITTI J，et al. Eponym：Grisel syndrome［J］. Eur J Pediatr，2011，170（8）：965-968.

［112］邵东传，龙江，王永刚，等. 后颅窝减压并植骨融合内固定术治疗复杂 Chiari 畸形［J］. 中国临床神经外科杂志，2015，20（9）：520-522.

［113］TANAKA K W，RUSSO C，LIU S，et al. Use of deep learning in the MRI diagnosis of Chiari malformation type Ⅰ［J］. Neuroradiology，2022，64（8）：1585-1592.

［114］MANJILA S，ALSALAMA A A，MEDANI K，et al. Is foramen magnum decompression for acquired Chiari I malformation like putting a finger in the dyke？ -A simplistic overview of artificial intelligence in assessing critical upstream and downstream etiologies［J］. J Craniovertebr Junction Spine，2024，15（2）：153-165.

［115］KING V，LIU S，RUSSO C，et al. Use of Artificial Intelligence in the Prediction of Chiari Malformation Type 1 Recurrence After Posterior Fossa Decompressive Surgery［J］. Cureus，2024，16（5）：e60879.

［116］GUPTA V P，XU Z，GREENBERG J K，et al. Using Artificial Intelligence to Identify Three Presenting Phenotypes of Chiari Type-1 Malformation and Syringomyelia［J］. Neurosurgery，2025，96（6）：1341-1352.

［117］ABEL F，TAHIR M Z. Role of sleep study in children with Chiari malformation and sleep disordered breathing［J］. Childs Nerv Syst，2019，35（10）：1763-1768.

［118］LIU C，ULUALP S O. Type I Chiari malformation presenting with laryngomalacia and dysphagia［J］. Pediatr Int，2015，57（4）：795-797.

［119］TOLDO I,DE CARLO D,MARDARI R,et al. Short lasting activity−related headaches with sudden onset in children:a case−based reasoning on classification and diagnosis［J］. J Headache Pain,2013,14(1):3.

［120］MARTÍN−BEGUÉ N,ALARCÓN S,WOLLEY−DOD C,et al. Intracranial Hypertension in Cystinosis Is a Challenge:Experience in a Children's Hospital［J］. JIMD Rep,2017,35:17−22.

［121］DI NORA A,COSTANZA G,GAUCI M C,et al. Epilepsy in type 1 Chiari malformation:brief report of a single centre experience［J］. Acta Neurol Belg,2024,124(3):1059−1061.

［122］GRANATA T,VALENTINI L G. Epilepsy in type 1 Chiari malformation［J］. Neurol Sci,2011,32 Suppl 3:S303−S306.

［123］SEN R D,MARTINEZ V,EATON J,et al. Intraoperative neuromonitoring for pediatric Chiari decompression:when is it useful? ［J］. Neurosurg Focus,2023,54(3):E9.